Online-Material auf psychotherapie.tools

Dambacher • Samaan: Akzeptanz- und Commitmenttherapie in der Gruppe

Mit dem untenstehenden Freischalt-Code erhalten Sie die digitalen Arbeitsmaterialien aus diesem Buch. Hierfür ist eine Registrierung auf psychotherapie.tools notwendig:

1. psychotherapie.tools/online-material öffnen.
2. Freischalt-Code eingeben.
3. Auf »Freischalt-Code einlösen« klicken. Der Code ist einmal gültig.
4. Im Warenkorb auf »Credits einlösen« klicken und Vorgang nach Login abschließen.
5. Arbeitsmaterialien nutzen.
   Die Arbeitsmaterialien stehen Ihnen in Ihrem Kundenkonto unter »Mein Material« dauerhaft zur Verfügung. Sie sind für Ihren persönlichen Gebrauch bestimmt.
   Als Institution mit mehreren Nutzer:innen wenden Sie sich bitte an vertrieb-psychotherapie.tools@beltz.de

EZ54PS7FLC

Dambacher • Samaan

Akzeptanz- und Commitmenttherapie in der Gruppe

Claudia Dambacher • Mareike Samaan

Akzeptanz- und Commitmenttherapie in der Gruppe

Mit Online-Material

BELTZ

Dipl.-Psych. Claudia Dambacher
Psychologische Psychotherapeutin (VT)
Evangelisches Krankenhaus Königin Elisabeth Herzberge gGmbH
Herzbergstraße 79
10365 Berlin
E-Mail: C.Dambacher@keh-berlin.de

M.Sc. Psych. Mareike Samaan (ehem. Pleger)
Abt. für Psychiatrie, Psychotherapie und Psychosomatik
Evangelisches Krankenhaus Königin Elisabeth Herzberge gGmbH
Herzbergstraße 79
10365 Berlin
E-Mail: M.Samaan@keh-berlin.de

MIX
Papier | Fördert gute Waldnutzung
FSC® C089473

Dieses Buch ist erhältlich als:
ISBN 978-3-621-29194-1 Print
ISBN 978-3-621-29195-8 (PDF)

2. Auflage 2024

Lektorat: Dagmar Kühnle Zerpa
Coverbild: getty images/BingoPixel

Herstellung und Satz: Victoria Larson
Gesamtherstellung: Beltz Bad Langensalza GmbH, Bad Langensalza
Printed in Germany

Weitere Informationen zu unseren Autor_innen und Titeln finden Sie unter: www.beltz.de

Inhaltsübersicht

Inhalt

Geleitwort

Psychotherapie, verstanden als geplanter Prozess zur Beeinflussung von Verhaltensstörungen, ist ein zentraler Bestandteil der Behandlung von Menschen mit psychischen Erkrankungen in der ambulanten und stationären Versorgung.

Es liegen einige Psychotherapie-Manuale vor, die gut im ambulanten Setting eingesetzt werden können. Für die Behandlung im teil- und insbesondere vollstationären Setting ist dies eher nicht der Fall und aufgrund der heterogenen Zusammensetzung der psychotherapeutischen Gruppen mit unterschiedlichen Schweregraden und diagnostischen Zuordnungen auch schwierig. Es ist daher naheliegend, dass ACT, als sog. transdiagnostisches Verfahren, für die Entwicklung eines störungsübergreifenden gruppenpsychotherapeutischen Manuals von Interesse ist.

Die Abteilung für Psychiatrie, Psychotherapie und Psychosomatik des Evangelischen Krankenhauses Königin Elisabeth Herzberge gGmbH beschäftigt sich im klinischen Alltag seit mehreren Jahren mit der Implementierung von ACT auf den eigenen Stationen, aber auch supervisorisch für andere klinische Einrichtungen in Berlin. Aus dieser praktischen, theoretischen und wissenschaftlichen Beschäftigung sind einige Publikationen entstanden, welche die Einsatzmöglichkeiten und Effekte von ACT in unterschiedlichen Zusammenhängen untersucht haben.

Claudia Dambacher und Mareike Samaan verfügen über eine langjährige klinische Erfahrung und haben sich mit ACT nicht nur im klinisch-praktischen, sondern auch wissenschaftlichen Kontext intensiv beschäftigt. Beide sind aktive Mitglieder der Association of Contextual and Behavioral Science (ACBS). Als Leiter der Abteilung freuen wir uns, dass es Frau Dambacher und Frau Samaan gelungen ist, mit diesem gruppenpsychotherapeutischen Manual das erste deutschsprachige strukturierte und störungsübergreifende psychotherapeutische Manual zu ACT vorzulegen.

Wir hoffen, dass in den kommenden Jahren die zunehmende Implementierung solcher Verfahren im klinischen Alltag dazu beitragen wird, bei Patientinnen und Patienten dysfunktionale Überzeugungen hinsichtlich der vorliegenden Verhaltensstörungen und daraus sich entwickelnden Vermeidungsverhaltens abzubauen.

In diesem Sinne wünsche ich den beiden Autorinnen und ihrem Manual eine möglichst große Verbreitung und viel Erfolg.

Prof. Dr. med. Albert Diefenbacher MBA

Danksagung

Wir möchten uns bei einer Reihe von Menschen bedanken, ohne die die Erstellung des Behandlungsmanuals nicht möglich gewesen wäre. Zunächst möchten wir uns bei Dr. Christoph Schade, Dr. Ronald Burian und Prof. Andrew Gloster bedanken, die uns an die Akzeptanz- und Commitmenttherapie herangeführt haben. Des Weiteren bedanken wir uns bei Prof. Diefenbacher, der sowohl unsere klinische Arbeit als auch die Forschungsprojekte und ganz besonders dieses Buchprojekt mit seiner Expertise maßgeblich unterstützt hat. Auch möchten wir uns bei der ACBS-Community bedanken, die uns über die Jahre nicht nur unheimlich viele Anregungen zu ACT-Behandlungsansätzen gegeben haben, sondern die stets für Fragen zur Verfügung stehen. Darüber hinaus gilt ein ganz besonderer Dank an alle Teammitglieder der »Station P09«, die sowohl unsere wissenschaftliche, als auch praktische Tätigkeit, unterstützt haben. Insbesondere möchten wir uns bei unserer Ergotherapeutin Mona Heinrich bedanken, die uns mit ihrer Kreativität inspiriert hat.

Vorwort

Die Anwendung von Gruppentherapien hat sowohl im stationären sowie teilstationären, aber auch im ambulanten Setting einige Vorteile. Neben dem ökonomischen Aspekt der Behandlung mehrerer Teilnehmender gleichzeitig, können Gruppentherapien eine hilfreiche Interaktionsfläche bieten, die therapeutisch genutzt werden kann. Teilnehmende von Gruppentherapien können sich zum einen mit Menschen austauschen, die ähnliche Erfahrungen gemacht haben und die möglicherweise unter vergleichbaren Beschwerden und Problemen leiden. Auf der anderen Seite kann die Gruppe gezielt für das Ausprobieren neuer Verhaltensweisen genutzt werden, die es den Teilnehmenden ermöglichen, flexibler zu handeln. Hierfür gibt es inzwischen zahlreiche evaluierte Gruppentherapiemanuale, die überwiegend auf die Behandlung einer spezifischen Störung ausgerichtet sind. In der Praxis, insbesondere in Kliniken, ist es jedoch so, dass die Störungsbilder der Teilnehmenden einer Gruppentherapie vielseitig sein können. Das kann neben unterschiedlichen Hauptdiagnosen auch den Schweregrad sowie das Vorhandensein verschiedener komorbider psychischer und körperlicher Erkrankungen betreffen. Des Weiteren können unterschiedliche Problemkonstellationen vorherrschen. Man braucht deshalb ein Gruppentherapiemanual, das diese unterschiedlichen Facetten und Herausforderungen einer Therapiegruppe im klinischen Bereich berücksichtigen und nutzbringend mit ihnen arbeiten kann. Ein Verfahren, das sich bei den genannten Anforderungen gut eignet, ist die Akzeptanz- und Commitmenttherapie.

Die Akzeptanz- und Commitmenttherapie (ACT) wurde entwickelt, um die Lebensqualität unabhängig vom Vorhandensein psychischer Erkrankungen zu steigern (Harris, 2006) und wird damit immer häufiger in der Praxis und insbesondere auch im Rahmen von Gruppenbehandlungen sowie Coachings eingesetzt.

ACT ist eines jener Verfahren, welches der sog. Dritten Welle der Verhaltenstherapie zugeordnet wird. ACT leitet sich aus der traditionellen Kognitiven Verhaltenstherapie (KVT) ab, basiert jedoch auf achtsamkeitsfokussierten Methoden, die sich in vielen Verfahren der Dritten Welle wiederfinden. Einerseits soll durch ACT eine Veränderung in Richtung einer annehmenden Haltung zu eigenen Gedanken, Gefühlen und Körperempfindungen erreicht werden (Akzeptanz). Andererseits soll die eigene Handlungsfähigkeit gefördert werden, die sich an dem orientiert, was einem im Leben wichtig ist (Commitment). Diese zwei Prozesse zusammengenommen führen zum Hauptziel von ACT: psychischer Flexibilität.

Für die Anwendung von ACT im Einzelsetting gibt es bisher einige störungsspezifische Behandlungsmanuale (Eifert & Gloster, 2016); für den Einsatz von ACT in störungsübergreifenden Gruppen liegt bisher lediglich ein Manual in englischer Sprache vor (Westrup & Wright, 2017). Das vorliegende Behandlungsmanual soll als eine Handlungsanweisung dienen, wie einzelne Sitzungen im Rahmen von störungsübergreifenden Gruppentherapien nach ACT gestaltet werden können. Dabei finden sich

Strukturen und Übungen, die sich im Rahmen unserer klinischen Arbeit als sinnvoll erwiesen haben. Zudem beruht dieses Manual auf einem Behandlungsleitfaden, der Basis einer wissenschaftlichen Untersuchung von ACT im Vergleich zur KVT im stationären Gruppensetting gewesen ist.

In diesem Behandlungsmanual ist von der Gruppenleitung sowie von Teilnehmenden – in der genannten grammatikalischen Form – die Rede. Teilweise wird auch von Therapeut/Therapeuten und Patient/Patienten gesprochen. Dies dient der einfacheren Lesbarkeit. Dabei sind selbstredend männliche, weibliche und diverse Personen mitgemeint.

Berlin, Februar 2020

Claudia Dambacher
Mareike Samaan

I Grundlagen

1 ACT und die Dritte Welle

ACT gehört zur Familie der Verhaltenstherapie (VT). Bei der Entstehung und Weiterentwicklung der VT spricht man von den sog. »drei Wellen«. Die Erste Welle wird auch als behaviorale Phase beschrieben und konzentriert sich auf den Einfluss der Umwelt auf das Individuum und sein Verhalten (Sonntag, 2005). Die Zweite Welle, aus der die traditionelle kognitive Verhaltenstherapie (KVT) entsprungen ist, zielt darauf ab, kognitive Strukturen zu verändern, um das Verhalten zu ändern (Sonntag, 2005). Die Dritte Welle der VT, zu der neben der Akzeptanz- und Commitmenttherapie u. a. auch die Mindfulness Based Cognitive Therapy (MBCT; Segal et al., 2002) oder die Dialektisch-Behaviorale Therapie (DBT; Linehan, 1993) gehören, erweitert die ersten beiden Behandlungsansätze um die Themen Achtsamkeit und Akzeptanz (Heidenreich et al., 2007), wobei Achtsamkeit in der Regel eine Schlüsselkomponente darstellt. Um den ACT-Ansatz richtig in die Verhaltenstherapie einordnen zu können und die Gemeinsamkeiten, aber auch Unterschiede, zu den Vorgängern der Dritten Welle aufzuzeigen, möchten wir im Folgenden auf die einzelnen Wellen der VT genauer eingehen.

Erste Welle der VT. Die Erste Welle der VT grenzte sich als erster therapeutischer Ansatz von den zuvor dominanten psychodynamischen Verfahren ab. Die behaviorale Therapie verstand sich als Naturwissenschaft und baute die Behandlungsansätze auf Lerntheorien, insbesondere klassische und operante Konditionierung, auf (Hayes, 2004). Dabei lag der Schwerpunkt der Therapie zunächst rein auf der Veränderung von Verhalten; es stellte sich jedoch heraus, dass ebenso der Einfluss von Bewertungen eine Rolle für psychische Protzesse spielt (Heidenreich & Michalak, 2013).

Zweite Welle der VT. Die sog. »kognitive Wende«, die sich um 1970 etablierte, fokussierte nun neben Verhaltensänderungen auch auf das Aufdecken und Hinterfragen dysfunktionaler kognitiver Schemata (Sonntag, 2005). Dabei wurde die Verhaltensebene primär dafür genutzt, bestehende automatische Gedanken oder festgefahrene Grundannahmen durch Erfahrung zu verändern. Nicht zuletzt durch die zahlreichen Wirksamkeitsnachweise für unterschiedliche psychische Störungen ist die kognitive Verhaltenstherapie inzwischen die Methode der Wahl in Deutschland (Margraf, 2018).

Dritte Welle der VT. In den 1990er-Jahren entwickelten sich neue Behandlungsformen, die traditionelle kognitiv-verhaltenstherapeutische Ansätze mit denen der psychodynamischen Verfahren kombinierten (Sonntag, 2005). Diese Veränderung ergab sich aus der nicht ausreichenden Response einiger Patientengruppen auf die bisherigen Therapieansätze (Heidenreich & Michalak, 2013). Gemeinsam haben diese neueren Ansätze die Fokussierung auf das Leben im Moment, die Offenheit und Akzeptanz gegenüber Gefühlen sowie eine kontextuelle und experimentelle Herangehensweise (Heidenreich et al., 2007). Wie oben erwähnt, wird die Akzeptanz- und Commitmenttherapie (ACT) zu dieser Welle der Verhaltenstherapie gezählt.

Die Theorie hinter ACT

Die Grundannahme von ACT basiert darauf, dass alles Leid Ergebnis der menschlichen Sprache ist (Hayes et al., 2012). Dabei ist mit »Sprache« nicht nur das Sprechen an sich gemeint, sondern bezieht sich auf jeglichen Ausdruck, der in der Form von Schrift, Gestik, Mimik oder Bildern auftreten kann (Hayes et al., 2012). Aus ACT-Sicht ergibt sich Psychopathologie aus einer kontingenten Interaktion aus Sprache und Kognitionen, die dazu führt, dass das Verhalten sich nicht mehr daran ausrichtet, was einer Person eigentlich wichtig ist im Leben (Hayes et al., 2006). Stattdessen etabliert sich eine Verschmelzung mit dem Inhalt von Gedanken, sog. kognitiver Fusion, die in Vermeidungsverhalten resultiert (Hayes & Strosahl, 2004). Kognitive Fusion meint, dass der Gedanke eines Menschen so eng mit seinem Inhalt verbunden ist, dass er als »real« wahrgenommen wird und nicht als reines Produkt seines Verstandes (Eifert, 2011). So bezieht sich die kognitive Fusion »auf eine übermäßige oder unsachgemäße Regulierung des Verhaltens durch verbale Prozesse, wie Regeln und abgeleitete relationale Netzwerke« (Hayes et al., 2006, S. 6). Wenn zeitliche und evaluative Beziehungen an interne Ereignisse gebunden sind, beginnen Menschen, Ereignisse vorherzusagen, zu fürchten und zu vermeiden (Fletcher & Hayes, 2005). Auf diese Weise fördert eine schwache oder wenig hilfreiche kontextuelle Kontrolle über Sprachprozesse die psychologische Inflexibilität (Hayes et al., 2006). ACT versteht sich somit als ein funktionaler kontextualistischer Ansatz und basiert auf der Bezugsrahmentheorie (Relational Frame Theory, RFT; Hayes et al. 2001). Im Folgenden wird ein kurzer Überblick über beide Theorien gegeben, um ein Basisverständnis für das ACT-Modell zu gewinnen.

ACT – eine Therapie im Kontext. Die kontextuelle Verhaltenswissenschaft versteht sich als »ein naturalistischer, induktiver Ansatz zur Systembildung in der Verhaltenswissenschaft, der die Evolution historisch und situativ eingebetteten Handels betont und diese über die Ebene der Analyse hinaus in die Wissensentwicklung selbst ausdehnt« (Hayes et al., 2012, S. 418). Entscheidend dabei ist das Konzept von Handlung-im-Kontext (Hayes et al., 2012). Handlung ist hierbei mit Verhalten gleichgesetzt, welches sich nicht nur auf beobachtbares Verhalten bezieht, sondern auch z. B. auf kognitive Prozesse. Relevant ist nicht die Handlung an sich, sondern in welchem Kontext und mit welcher Absicht (Funktion) die Handlung geschieht. Mit Kontext sind im weitesten Sinne situative Umstände gemeint, die zu verschiedenen Verhaltensformen führen.

ACT und die Bezugsrahmentheorie (RFT). Kurz zusammengefasst handelt es sich bei der RFT um eine psychologische Theorie, die u. a. von Steven Hayes entwickelt wurde und sich mit der Interaktion von Sprache und Kognition befasst. Dabei bildet die philosophische Basis der RFT der oben beschriebene funktionale kontextualistische Ansatz. Etwas spezifischer beschreibt die RFT die Entstehung von kontextuellen Netzwerken aufgrund von Zusammenhängen von Kognition und Sprache. Laut der RFT muss man bspw. nie einer Schlange begegnet sein, um eine Schlangenphobie zu entwickeln. Die sprachliche Verknüpfung, dass Schlangen gefährlich sind, und der Bezugsrahmen, dass Schlangen sich oft in Wäldern aufhalten, reichen aus, dass Wälder aufgrund der Angst vor Schlangen vermieden werden (Blackledge, 2003). Die Bildung von Bezugsrahmen ist in den meisten Fällen hilfreich, kann jedoch auch dazu führen, dass Verhaltensweisen unflexibel werden und korrigierende Erfahrungen – z. B. dass man auch durch einen Wald laufen kann, ohne von einer Schlange attackiert zu werden – ausbleiben. Dies ist laut der RFT der Ursprung von Psychopathologie.

2 Das ACT-Modell

Die durch die RFT beschriebene Interaktion zwischen Kognition und Sprache liefert einige Vorteile: Dinge sind vorhersagbar, gewisse Prozesse laufen automatisiert ab, Entscheidungen können schnell getroffen werden, ohne dass groß darüber nachgedacht werden muss. Wie in dem erwähnten Schlangen-Beispiel kann es durchaus sinnvoll sein, gewisse Situationen zu meiden, ohne bisher eine eigene (negative) Erfahrung mit ihr gemacht zu haben. Wenn die Mutter zu ihrem Kind sagt: »Du darfst nicht mit Fremden mitgehen, das ist gefährlich!«, kann dies bei dem Kind Unwohlsein, vielleicht auch Angst auslösen. Durch die emotionale Verknüpfung wird das Kind dazu angehalten sein, auf seine Mutter zu hören. Es kann sogar auch passieren, dass das Kind dann ängstlich reagieren wird, wenn es von einem Fremden angesprochen wird, unabhängig davon, ob der Fremde dem Kind schaden möchte oder nicht. Soweit erst einmal eine hilfreiche Schutzfunktion unseres Organismus. Schwierig wird es jedoch dann, wenn sich weitere »Netzwerke« bilden, die zur Generalisierung der Vorsicht führen und möglicherweise allein der Gedanke, auf eine fremde Person treffen zu können, Angst auslöst. Angst ist dabei ein sehr effektives Alarmsignal unseres Organismus, welches uns zu Kampf-, Flucht- oder Erstarrung befähigt. Bezogen auf das obige Beispiel könnte diese Angst beim Gedanken daran, irgendwo möglicherweise auf einen Fremden zu treffen, dazu führen, dass Situationen, in denen man potenziell auf einen Fremden treffen könnte, vermieden werden. Vermeidung ist dabei die simpelste und schnellste Möglichkeit, aversive Gefühle kurzfristig loszuwerden. Das Problem an Vermeidung besteht jedoch darin, dass durch die Wegnahme des aversiven Reizes, in diesem Fall Angst, sofort eine Verstärkung des gezeigten Verhaltens, der Vermeidung, geschieht. Somit lernt der Organismus schnell, beim nächsten Gedanken daran, auf einen Fremden treffen zu können, wieder die Situation zu vermeiden. Was kurzfristig sehr effektiv ist, führt langfristig jedoch dazu, dass sich die Angst verstärkt und das eigene Verhalten unflexibel wird. Möglicherweise ist man nicht mehr in der Lage, das zu tun, was einem früher einmal Freude bereitet hat, da der Verstand uns ständig warnt und man unbedingt das Auftreten dieses unangenehmen Gefühls der Angst verhindern möchte. Aufbauend auf diesen lerntheoretischen Konstrukten ist das ACT-Störungsmodell entstanden, welches jeden einzelnen Prozess, der zu psychischer Inflexibilität führt, aufgreift. Um von psychischer Inflexibilität zu psychischer Flexibilität zu kommen, wurde in ACT ein Pendant zum Störungsmodell entwickelt: Das sog. Hexaflex-Modell. Im Folgenden werden beide Modelle dargestellt und genauer beschrieben.

2.1 Vermeidend und verschmolzen: das ACT-Störungsmodell

Wie oben bereits angedeutet, liegt der Ursprung psychischen Leidens nach ACT in der Verschmelzung mit dysfunktionalen Kognitionen, der Vermeidung von inneren Erlebnisprozessen und daraus resultierenden starren Verhaltensweisen. Das kann dazu führen, dass Menschen psychisch unflexibel werden, also bspw. ihr Handeln nur noch an dem ausrichten, was ihr Verstand ihnen sagt (z. B. »Du wirst dich vor allen blamieren!«) oder wovon ihr inneres Erleben sie abhält (z. B. Gefühle wie Angst und Scham), anstatt das zu tun, was ihnen wichtig ist im Leben (z. B. am sozialen Leben teilhaben). Diese Prozesse können in sechs störungsrelevante Bereiche aufgeteilt werden:

- In der Vergangenheit/Zukunft sein
- Unklarheit, was einem wichtig ist
- Nichts tun
- Starr am Selbstkonzept festhalten
- Mit Gedanken verschmolzen sein
- Inneres Erleben vermeiden

Angeordnet in einem Hexagon, in dem jeder dieser Prozesse miteinander verbunden ist, ergibt sich das ACT-Störungsmodell (Abb. 2.1).

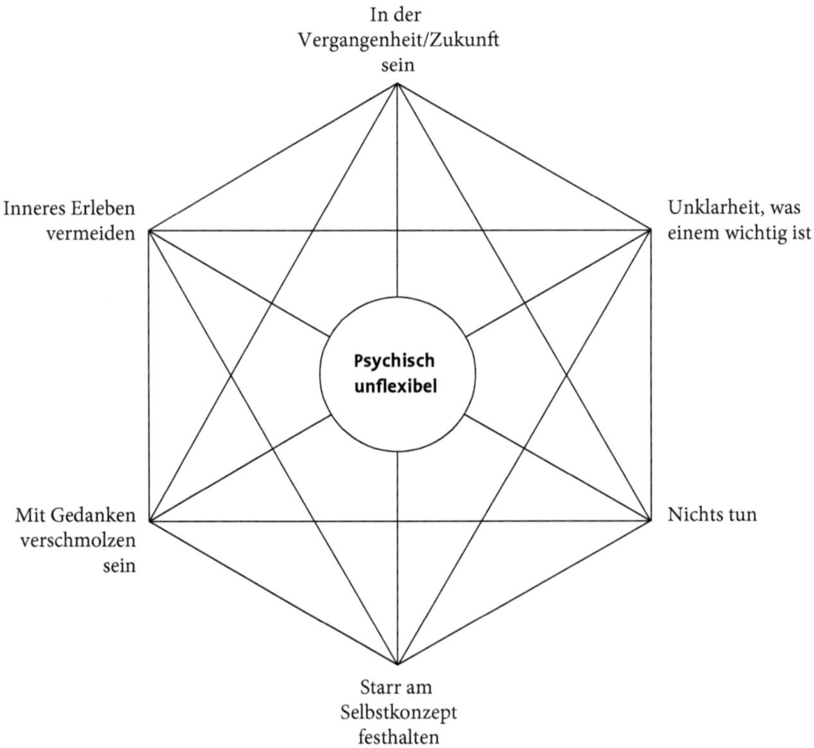

Abbildung 2.1 ACT Störungsmodell, angelehnt an Eifert (2011).

In der Vergangenheit/Zukunft sein. Menschen sind dazu in der Lage, sich an Vergangenes zu erinnern, die Dinge, die geschehen sind, zu reflektieren sowie in die Zukunft zu denken, diese zu planen und sich anstehende Szenarien auszumalen. Dies ist eine hilfreiche Fähigkeit unseres Organismus, um mögliche Fehler aus der Vergangenheit nicht zu wiederholen und die Zukunft nicht dem Zufall zu überlassen, sondern diese zu gestalten. Ein Problem entsteht dann, wenn Menschen sich überwiegend mit der Vergangenheit oder der Zukunft auseinandersetzen und dies in einem Maß, welches nicht mehr hilfreich ist, wie z. B. sich immer wieder die Fragen zu stellen »Was wäre gewesen, wenn …?« oder »Wie wird es sein, wenn …?«. Dabei muss Zukünftiges und Vergangenes nicht unbedingt mehrere Jahre entfernt sein. Teilweise beschäftigen uns Gespräche, die gerade stattgefunden haben, noch bis durch die Nacht. Oder Aufgaben, die noch am selben Tag zu erledigen sind, werden bereits morgens beim Zähneputzen gedanklich durchgespielt. Dies macht es unmöglich, für die Dinge präsent zu sein, die im aktuellen Moment passieren. Allerdings bringt das nicht nur Nachteile. Bestimmte Automatismen können dabei helfen, den Alltag effizient zu gestalten und wichtige Dinge, die anstehen, im Blick zu behalten. Schwierig wird es nur dann, wenn kein einziger Moment für die Aufmerksamkeit im Hier und Jetzt liegt, sondern der Fokus auf den Fehlern der Vergangenheit liegt, all den Sorgen und Ängsten, die die Zukunft betreffen und man auf aktuelle Ereignisse nur noch reagiert, ohne genau zu wissen, warum man dies eigentlich tut.

Starr am Selbstkonzept festhalten. Es gibt unterschiedliche Marker, an denen wir festmachen können, wer wir eigentlich sind. Diese definieren sich darüber, wie wir aufgewachsen sind, welche Erfahrungen wir in der Kindheit, Jugend und im Erwachsenenalter gemacht haben, wie wir typischerweise in bestimmten Situationen reagieren, welche Rolle wir gerade innehaben und wie wir von anderen Leuten gesehen werden. Eine Idee davon zu haben, wer man ist, kann Stabilität geben. Es kann aber auch passieren, dass der Glaube darüber, wer man ist oder wer man sein sollte, dazu führt, nicht mehr unabhängig von diesen Kategorisierungen handeln zu können.

- »Eine gute Mutter ist immer für ihre Kinder da und stellt eigene Bedürfnisse zurück.«
- »Ein guter Arbeitnehmer macht Überstunden, ohne sich zu beschweren.«
- »Ein guter Sohn ruft täglich seine Mutter an, auch wenn er dafür gerade keine Zeit hat.«
- »Jemand, der schüchtern ist, hält sich besser zurück.«
- »Jemand, der extravertiert ist, muss immer gute Laune haben.«

Derartige rigide Vorstellungen können belastend sein und Menschen daran hindern, Dinge zu tun, die eigentlich wichtig für sie sind.

Mit Gedanken verschmolzen sein. Der Verstand ist ein ständiger Begleiter und vielseitiges Wesen. Es werden durch ihn Kategorien gebildet, Entscheidungen getroffen, er generiert Ideen und Vorschläge und bewertet die Umwelt und den Denkenden selbst. Der Verstand ist dabei jedoch nicht neutral; er ist geprägt durch Erfahrungen, Gefühle und durch das, was andere sagen. Das bedeutet, dass der Weg, der vom Verstand vorgeschlagen wird, nicht immer der richtige sein muss. Es kann jedoch passieren, dass Menschen genau dieser Annahme folgen und jeden Gedanken für wahr und für das einzig Mögliche halten oder sich sogar selbst mit den eigenen Gedanken identifizieren: »Wenn ich denke, dass ich ein Versager bin, dann bin ich es auch!« Dies kann dazu führen, sein eigenes Handeln sehr stark einzuschränken: »Wenn ich ein Versager bin, dann brauche ich es auch gar nicht erst probieren!« Ebenso wird oft durchaus erkannt, dass der Verstand nicht nur hilfreiche Tipps generiert. Als Konsequenz versucht man dann, diese Gedanken mit allen Mitteln wegzudrücken. Sie werden dadurch jedoch nur lauter, sodass man irgendwann aufgibt und wieder das tut, was der Verstand vorschreibt.

Inneres Erleben vermeiden. Auch in Bezug auf unsere Gefühle und Körperempfindungen mischt sich der Verstand ein: Er teilt diese in »gute« und »schlechte« Gefühle ein, d.h. in wünschenswerte und unerwünschte Emotionen bzw. Empfindungen. Jedoch können wir uns weder die Art der Gefühle noch den Zeitpunkt, wann und mit welcher Intensität sie auftreten, aussuchen. Dennoch wird oft versucht, insbesondere über aversive Gefühle, Kontrolle zu gewinnen. Gelingt dies nicht – lässt sich z. B. Angst in einer Situation nicht unter Kontrolle halten – werden neue Strategien angewendet, wie Ablenkung oder Vermeidung. Diese Strategien sind meist kurzfristig so effektiv, dass der menschliche Organismus sie immer wieder wiederholt – bis man in einem Teufelskreis der Vermeidung feststeckt. So kann früher als angenehm empfundenen Aktivitäten evtl. nicht mehr nachgegangen werden, da die Gefühle, die dabei auftreten könnten, eine zu große Bedrohung darstellen.

Unklarheit, was einem wichtig ist. Menschen handeln in vielem ganz automatisch und dies nicht zuletzt aufgrund eines starren Selbstbildes, durch Eingaben des Verstandes oder indem sie sich nach ihren Vorlieben oder Stimmungen richten. Sie fahren jeden Tag zu einem Job, der ihnen eigentlich keinen Spaß macht, sie bleiben einen ganzen Tag zu Hause im Bett, obwohl sie eigentlich mal wieder Freunde treffen wollten, sie lassen die Wohnung verwahrlosen, obwohl sie eigentlich ihren Kindern Ordnung und Sauberkeit vorleben möchten. Oftmals werden solche Dinge getan, ohne genau zu wissen, warum eigentlich oder mit dem Gefühl, es müsste doch eigentlich anders sein, aber wie? Diese Orientierungslosigkeit und scheinbare Alternativlosigkeit führen dazu, dass der Alltag – trotz starker Unzufriedenheit – genauso aufrechterhalten wird, wie er ist.

Nichts tun. Wenn Menschen nicht wissen, woran sie sich orientieren sollen, um etwas zu verändern oder zu starke Angst davor haben und der Verstand sagt, dass man es sowieso nicht schafft, dann geraten sie ins Nichtstun. Alles bleibt genauso, wie es ist, obwohl man es sich anders wünschen würde. Auch wenn der Wunsch dafür da ist, sich z. B. wieder mehr mit Freunden zu treffen oder mehr Sport zu treiben, gibt es oftmals viele Gründe, es doch nicht zu tun. Dies muss dabei nicht die bequemere Haltung sein. Ganz im Gegenteil ist es sehr schmerzvoll, eine Veränderung zu wollen, aber sich nicht in der Lage zu sehen, diese auch umzusetzen.

2.2 Engagiert und offen: Das ACT-Behandlungsmodell

An obigem Störungsmodell orientiert, versucht ACT mithilfe des Hexaflex-Modells (Abb. 2.2) sechs Kernprozesse zu stärken, die genau an den Prozessen ansetzen, die zu psychischer Inflexibilität führen (Hayes et al., 2012):

- **Achtsamkeit** – gegenwärtig sein, anstatt in der Vergangenheit/Zukunft zu leben
- **Selbst als Kontext** – ein flexibles Selbst entwickeln, anstatt starr am Selbstkonzept festzuhalten
- **Defusion** – Abstand zu Gedanken, anstatt mit Gedanken verschmolzen zu sein
- **Akzeptanz** – Gefühle annehmen, anstatt inneres Erleben zu vermeiden
- **Werte** – wissen, was einem wichtig ist, anstatt in Unklarheit darüber zu sein
- **Engagiertes Handeln** – Ziele umsetzen, anstatt nichts zu tun

Diese Komponenten können auch als Zwischenziele zum Erreichen psychischer Flexibilität gesehen werden. Hayes et al. (2006, S. 7) beschreibt psychische Flexibilität als »die Fähigkeit, bewusst im gegenwärtigen Moment zu leben und dabei das Verhalten zu verändern oder es beizubehalten, wenn es einem werteorientierten Zweck dient«. Zusammengefasst hat ACT das Ziel, inneres Erleben und externe Ereignisse, die nicht veränderbar sind, zu akzeptieren, um sich auf die Wahl wichtiger Lebensrichtungen zu fokussieren und das eigene Handeln danach auszurichten. Im Folgenden wird ausführlich auf die einzelnen Kernkomponenten des Hexaflex-Modells eingegangen, die die Basis der Behandlung bilden.

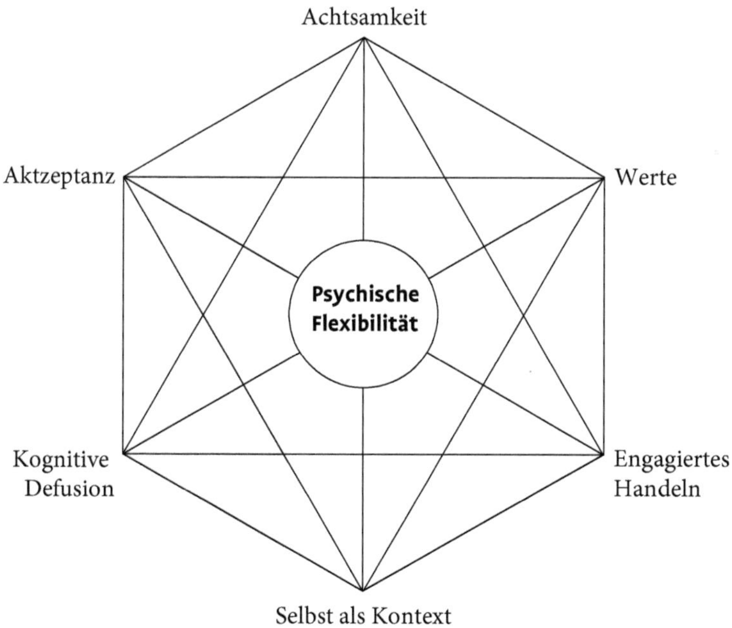

Abbildung 2.2 ACT Behandlungsmodell, angelehnt an Eifert (2011).

Gegenwärtigkeit – Achtsamkeit. Das Konzept der Achtsamkeit stammt aus dem Buddhismus und wird in unterschiedlichen therapeutischen Bereichen eingesetzt. Achtsamkeit, wie sie in ACT angewendet wird, bezieht sich auf die Theorie von Jon Kabat-Zinn. Nach Kabat-Zinns (1994) Definition bedeutet Achtsamkeit, unvoreingenommen und absichtlich bzw. bewusst im gegenwärtigen Moment präsent zu sein. ACT integriert Achtsamkeit in das Behandlungsmodell als einen Zustand des bewussten, offenen und akzeptierenden Kontakts mit dem gegenwärtigen Moment und den darin enthaltenen inneren und äußeren Ereignissen (Fletcher & Hayes, 2005). Gleichzeitig bedeutet Achtsamkeit in ACT, ein Bewusstsein für das Hier und Jetzt zu haben und das volle Engagement für das aufzubringen, was einem wichtig ist und dabei Gefühle so sein zu lassen, wie sie sind, ohne zu versuchen, sie zu kontrollieren oder zu bewerten (Harris, 2006). Dadurch wird die Dominanz verbaler Netzwerke verringert, sodass es möglich wird, engagiert werteorientiert zu handeln (Fletcher & Hayes, 2005). Achtsamkeit kann demnach als eine Art Bindeglied aller im Hexaflex aufgegriffenen psychologischen Prozesse angesehen werden.

Achtsamkeit ist jedoch auch für sich genommen ein relevanter Prozess. Sie ist dabei klar von Entspannungsverfahren abzugrenzen. Achtsamkeit kann sich sowohl auf äußere als auch innere Erlebnisprozesse beziehen und sie muss regelmäßig trainiert werden, um Effekte zu erzielen. Übungen werden in formelle und informelle, äußere und innere Achtsamkeitsübungen unterteilt (vgl. Eifert, 2011). Äußere Achtsamkeitsübungen dienen dazu, die Aufmerksamkeit auf all das zu richten, was im Außen, in der Umwelt, passiert und was mit den fünf Sinnen wahrgenommen werden kann. Nach innen gerichtete Achtsamkeitsübungen fokussieren das innere Erleben, bspw. die Beobachtung von Körperempfindungen und Gedanken. Formelle Übungen sind zeitlich strukturierte und geplante Übungen, informelle Übungen sind auf Alltagsaktivitäten bezogene Übungen, wie z. B. das Teetrinken am Morgen: Anstatt in aller Eile den Tee schnell herunterzuschlucken, kann vorher der Geruch bewusst wahrgenommen werden, die Wärme, wenn man den ersten Schluck zu sich nimmt, der Geschmack und wie es sich anfühlt, wenn der warme Tee langsam die Speisröhre bis in den Magen herunterfließt. Ebenso bei der Fahrt zu Arbeit kann äußere Achtsamkeit trainiert werden: Anstatt nur schnell von A nach B zu fahren und mit den Gedanken bereits bei den anstehenden Aufgaben zu sein, kann hier einmal achtsam darauf gehört werden, welche Geräusche in der Umgebung vorhanden sind oder wie genau die Umgebung aussieht, in der man sich bei der Fahrt zur Arbeit befindet. Genauso kann bewusst wahrgenommen werden, wie sich der Wind oder die Temperatur auf der Haut anfühlt, wenn man sich zu Fuß oder mit dem Fahrrad bewegt. Das entscheidende Kennzeichen von Achtsamkeit – und der Achtsamkeitsübungen – ist das Nicht-bewerten. Das bedeutet, die Dinge um einen herum so wahrzunehmen, wie sie sind. Fährt man bspw. an einer Baustelle vorbei, kommt evtl. der Gedanke auf: »Dieser Lärm nervt total!«. Im Sinne der Achtsamkeit entspricht dies einer Bewertung und soll als solche wahrgenommen werden. Man lässt diese vorbeiziehen und lenkt die Aufmerksamkeit zurück auf das reine Hören, im Sinne von »Ich höre ein lautes Geräusch eines Baggers«. Innere Achtsamkeitsübungen zielen auf das bewusste Beobachten eigener Gedanken,

Gefühle, Körperempfindungen und Impulse. Bei nach innen oder nach außen gerichteter Achtsamkeit gilt gleichermaßen, dass alles wahrgenommen wird, ohne es zu bewerten, bzw. dass auftretende Bewertungen durch den Verstand wahrgenommen und ziehen gelassen werden. Man nimmt wahr, wie diese Gedanken kommen und gehen. Äußere Achtsamkeitsübungen können aktiv sein, innere Achtsamkeitsübungen finden dagegen meistens in Ruhepositionen, sitzend oder stehend und mit geschlossenen Augen statt und können auch imaginative Elemente enthalten. Sie werden häufig formell durchgeführt und ihr Ziel ist in erster Linie, das innere Erleben überhaupt bewusst wahrzunehmen, ohne zu reagieren. Hierzu ein Beispiel, wie innere Achtsamkeit auch informell angewendet werden kann: Sie sind mit dem Fahrrad auf einer vielbefahrenen Straße unterwegs und ein Auto nimmt Ihnen beim Abbiegen die Vorfahrt. Nachdem Sie sich erschrocken haben, werden Sie vielleicht wütend werden. Ein Szenario ist dann, dass Sie vom Rad springen und dem Autofahrer Schimpfwörter hinterherrufen. Ein anderes Szenario könnte sein, dass Sie wahrnehmen, dass Ihnen die Röte ins Gesicht steigt, es in Ihrem Bauch grummelt und Sie merken, wie die Wut in Ihnen aufsteigt. Wenn Sie dies wahrnehmen, dann sind Sie eher in der Lage zu entscheiden, wie Sie reagieren möchten. Genauso funktioniert das Prinzip im Umgang mit Gedanken: Schießen einem Gedanken durch den Kopf wie »Ich schaffe das sowieso nicht!«, dann kann Achtsamkeit dabei helfen, im ersten Schritt einen solchen Gedanken als das zu identifizieren, was er ist, nämlich eine Bewertung, die nicht der Realität entsprechen muss. Die Fähigkeit, Gedanken bewusst wahrzunehmen und als solche zu benennen, verhilft dazu, zu den Gedanken Abstand zu gewinnen. Dieser Abstand zu seinen Gedanken ermöglicht, selbst zu entscheiden, ob man danach handeln möchte, z. B. im Sinne von »Dann schmeiße ich alles hin!« oder ob man sich für eine andere Handlung entscheiden möchte, z. B. »Ich mache mir einen Plan und schaue, was ich bewältigen kann und wo ich mir Unterstützung holen muss.« Zusätzlich kann durch nach innen gerichtete Achtsamkeitsübungen eine annehmende Haltung gegenüber des eigenen Selbst und des inneren Erlebens gefördert werden. Die bewusste Wahrnehmung der Umwelt kann zunächst schwierig sein und die Auseinandersetzung mit schwierigen Gedanken und Gefühlen als aversiv wahrgenommen werden. Achtsamkeitsübungen können also sogar eher anstrengend sein, da sie durch Üben meist eher langfristig und nicht direkt in dem Moment eine hilfreiche Strategie darstellen.

In Kürze

Achtsamkeit

Achtsamkeit ist ein Bindeglied für alle Kernkomponenten des Hexaflex-Modells. Achtsamkeit dient im ACT-Sinne nicht der Entspannung, sondern ermöglicht ein bewusstes Wahrnehmen des Hier und Jetzt. Man unterscheidet informelle und formelle sowie nach innen und nach außen gerichtete Achtsamkeitsübungen. In den Achtsamkeitsübungen wird geübt, mithilfe der fünf Sinne die Umwelt sowie eigene Gedanken, Gefühle, Körperempfindungen und Impulse bewusst wahrzunehmen, ohne darauf automatisch zu reagieren. Langfristig kann Achtsamkeit dazu verhelfen, unabhängig von auftretenden Gedanken und Gefühlen so handeln zu können, dass es den eigenen Werten entspricht.

Flexibles Ich – Selbst als Kontext. Die Definition über das eigene Selbst erfolgt oftmals über das Selbstbild. Dieses wiederum ergibt sich aus bestimmten Erfahrungen, die wir mit unserer Umwelt gemacht haben, aber auch aus Rollen, die wir im Alltag tragen sowie dadurch, wie wir glauben, von anderen gesehen und bewertet zu werden. Diese Identifikation mit der Bewertung über das eigene Selbst durch sich und andere kann zu psychischem Leiden führen, wenn das Gefühl entsteht, nicht das zu tun, was man möchte, weil dies nicht den eigenen oder fremden Erwartungen entspricht. Wenn ein Mädchen bspw. in einer sehr konservativen Familie groß wird, in der die Frauen für den Haushalt und Männer für das Geld zuständig sind, dann wird es sich möglicherweise genau mit dieser Rolle identifizieren. Vielleicht ist es aber so, dass dieses Mädchen eigentlich gern selbst Verantwortung für sich tragen möchte, sich dies aber nicht zutraut, weil sie »einfach nicht der Typ« dafür ist oder »es sich nicht gehört«. Selbst als Kontext bedeutet, dass wir unsere eigene Person im Kontext von all dem sehen, was uns beeinflusst: eigene Gedanken und Gefühle, Erfahrungen, Rollen und Normen, die Sichtweise auf uns durch andere. Dies sind alles Dinge, die zwar unser Selbst bilden, die aber nicht unser Selbst sind. Auch hier wird wieder die Wichtigkeit der sprachlichen Konvention deutlich: Diese Faktoren sind ein Teil des Selbst, aber nicht das Selbst an sich. ACT geht davon aus, dass jeder ein stabiles Ich – das sog. Beobachter-Selbst – in sich trägt, was frei von jeglichen Bewertungen ist und beobachtet, was das eigene Selbst beeinflusst. Ziel von Selbst als Kontext ist es, Kontakt zu diesem Beobachter-Selbst herzustellen und somit Abstand zu den oben genannten Einflussfaktoren zu gewinnen. Dies kann auch als »flexibles Ich« bezeichnet werden. Am Beispiel des konservativ erzogenen Mädchens bedeutet dies, dass sie sich als junge Frau ihrem Rollenmodell aus der Kindheit und den damit verbundenen Gefühlen und Befürchtungen bewusst wird und trotzdem das tut, was ihr wichtig ist, z. B. Führungskraft in einem großen Unternehmen zu werden. Die Flexibilisierung des Ichs führt also dazu, handlungsfähig für das zu sein, was uns wichtig ist im Leben. Gleichzeitig gibt es Menschen, die sich nicht nur durch ihr eigenes Selbstbild eingeschränkt fühlen, sondern sogar eine starke Aversion gegen die Person, die ihr Selbstbild ihnen vorgibt zu sein, haben. Im Rahmen von Selbst als Kontext kann hier mit ACT Selbstmitgefühl geübt werden. Das bedeutet, eine neue wertschätzende Haltung zum eigenen Selbst zu entwickeln und es anzunehmen, so wie es ist, anstatt es von sich wegzustoßen und es zu hassen.

In Kürze

Selbst als Kontext

Das Element Selbst als Kontext hilft dabei, Abstand zum eigenen Selbstbild zu gewinnen, welches vor allem durch Erfahrungen und die Übernahme bestimmter Rollen geprägt wird. Durch die Herstellung des Kontakts zum stabilen Kern des eigenen Selbst, dem sog. Beobachter-Selbst, können die Einflussfaktoren auf das Selbst identifiziert werden. Die eigenen Handlungsfähigkeiten können somit in Richtung der eigenen Werte, unabhängig von jeglichen Rollenvorstellungen, gestärkt werden.

Abstand zu Gedanken – Defusion. Unser Verstand produziert durchweg Gedanken. Die meisten Gedanken dienen dazu, dass wir Lösungen für Probleme finden. Dies können ganz simple Dinge sein, wie »Ich muss ein Bild aufhängen, also brauche ich dafür Hammer und Nägel«. Des Weiteren ist unser Verstand eine »Bewertungsmaschine«. Alles, was wir erleben, wird vom Verstand als »gut, schlecht, angenehm, schön, hässlich, nützlich, sinnlos, gefährlich« usw. bewertet. Auch dies hat viele Vorteile: Wir sehen ein schnell heranfahrendes Auto, bewerten die Situation als gefährlich und reagieren automatisch, indem wir auf den Gehweg zurücktreten. Jedoch beschäftigt sich unser Verstand nicht nur mit Alltagsproblemen. Er bewertet auch, wie wir uns fühlen, wie wir uns verhalten und was alles für uns eine potenzielle Gefahr sein könnte, auch wenn wir hier vielleicht noch gar keine Erfahrung gemacht haben. Das bedeutet, dass ständiges Nachdenken nicht zwangsläufig zu einer Lösung führt und Gedanken auch nicht-hilfreich, also dysfunktional, sein können. Ein Problem wird daraus jedoch erst dann, wenn Menschen stark mit ihren eigenen Gedanken verschmolzen sind, also jeden automatischen Gedanken als absolute Wahrheit und als Maxime für die eigene Handlung annehmen. In diesem Fall werden eigene Gedanken zu Barrieren, die uns davon abhalten, Dinge zu tun, die uns wichtig sind. Wenn wir uns von unseren Gedanken abhängig machen, uns mit ihnen identifizieren und alles glauben, was der Verstand uns sagt, dann wird dies in ACT als »Fusion«, also Verschmelzung mit den Gedanken bezeichnet. Ein Ziel von ACT ist es, Gedanken als Wörter zu erkennen, die ständig als Lösungsvorschläge vom Verstand geschickt werden, denen wir uns aber nicht annehmen müssen. Dieser Prozess wird in ACT als »Defusion« bezeichnet. Um Defusion zu erreichen, sind unterschiedliche Schritte zu vollziehen: Zunächst müssen Gedanken mithilfe von Achtsamkeitsübungen als solche erkannt werden. Dann muss die Entscheidung getroffen werden, ob es sich bei diesen Gedanken um hilfreiche oder nicht-hilfreiche Gedanken handelt und ob die Beschäftigung damit zu einer Lösung führt oder nicht. Sind die Gedanken nicht hilfreich und lösungsbringend, dann kann einerseits mittels achtsamkeitsbasierter Defusionsübungen Abstand zu Gedanken gefördert werden. Andererseits spielt an dieser Stelle auch unsere Sprache eine entscheidende Rolle, da aufgrund der Interaktion von Sprache und Kognition überhaupt erst der Zustand der Fusion entstehen kann. Im Rahmen von Defusionsübungen kann unsere vielseitige Sprache dahingehend genutzt werden, dass stark emotionsgebundene Gedanken, wie »Ich bin ein Versager!«, sprachlich so verfremdet werden, dass der emotionale Bezug verschwindet und Gedanken besser als Gedanken – also Worte – betrachtet werden können.

In Kürze

Defusion

Defusion bedeutet, Abstand zu den eigenen Gedanken zu gewinnen und sich nicht mit ihnen zu identifizieren. Es ist notwendig zu erkennen: Ich *habe* einen Gedanken, ich *bin nicht* der Gedanke, Gedanken sind Worte und keine Tatsachen. Durch spezielle Achtsamkeitsübungen, die sich mit den eigenen Gedanken beschäftigen, sowie durch sprachliche Verfremdungstechniken, kann die Verschmelzung – Fusion – mit Gedanken aufgebrochen werden und Abstand zu eigenen Gedanken – Defusion – erreicht werden.

Annehmen von Gefühlen – Akzeptanz. Ähnlich wie Gedanken können auch Gefühle und Körperempfindungen auf unterschiedliche Art und Weise dazu führen, dass unser Handeln unflexibel wird. Ein sehr eindrückliches Beispiel sind chronische Schmerzen. Es gibt nicht viel, was bei chronischen Schmerzen hilft; sie sind da und einfach nicht wegzubekommen. Die meisten Methoden, mit denen man gegen den Schmerz anzugehen versucht, bringen nur kurzfristig Entlastung und können im schlimmsten Fall langfristig dazu führen, dass sich die Schmerzen sogar noch verstärken, wie etwa bei anhaltendem Schonverhalten. Ebenso verhält es sich mit Emotionen, wie bspw. Traurigkeit. Traurigkeit ist ein Gefühl, was meist mit Verlust zusammenhängt, z. B. nach dem Tod eines nahen Angehörigen. Für manche Menschen ist Traurigkeit, auch wenn sie angemessen ist, ein so aversives Gefühl, dass sie alles dafür tun, um dieses Gefühl nicht erleben zu müssen. Sie befassen sich dann evtl. sehr intensiv mit der Vorbereitung der Bestattung, stürzen sich in die Arbeit oder konsumieren Alkohol oder andere Substanzen, um möglichst wenig mit dem Gefühl von Traurigkeit in Kontakt zu kommen. Andere versuchen auch eine Fassade aufrecht zu erhalten, damit andere die Traurigkeit nicht erkennen oder vermeiden jegliche Situationen, in denen Traurigkeit auftreten könnte. Kurz gesagt: Menschen tun sehr viel, um ihre nicht gewollten Emotionen zu bekämpfen oder zu kontrollieren. Das Problem hierbei ist, dass jegliche Strategien, die Gefühle wegmachen sollen, meist nur von kurzer Dauer sind. Langfristig kann die Gefühlsverdrängung jedoch zu weiteren Schwierigkeiten führen: Man entwickelt Angst vor bestimmten Gefühlen und versucht sie bereits im Vorhinein mit allen Mitteln zu verhindern, sodass man vielleicht nicht mehr das Haus verlässt, sich nicht mehr mit Freuden trifft, keinen Sport mehr treibt oder andere Dinge unterlässt, die einem früher wichtig waren. Außerdem kann es passieren, dass der Eindruck entsteht, völlig unkontrollierbar von seinen Gefühlen überwältigt zu werden, sodass man diesen Zustand mit allen Mitteln zu verhindern versucht. Ebenso können Schwierigkeiten auftreten, überhaupt noch Kontakt zu den eigenen Gefühlen herzustellen, sodass ein Gefühl der inneren Leere vorherrschend ist.

Mithilfe von Akzeptanz soll geübt werden, sich den Gefühlen wieder schrittweise anzunähern, ihnen gegenüber eine offene und annehmende Haltung zu entwickeln und sich durch sie nicht davon abhalten zu lassen, Dinge zu tun, die einem am Herzen liegen. Hierbei gilt es als erstes selbst zu erkennen, dass die bisherigen Strategien im Umgang mit schwierigen Gefühlen lediglich kurzfristig hilfreich gewesen sind und langfristig eher zu anderen Schwierigkeiten führen. Teil dieses Prozesses ist es auch, festzustellen, was man bisher alles aufgrund des Kampfes gegen die Gefühle aufgeben musste: Eine Patientin, die unter chronischen Schmerzen leidet, hat vielleicht nicht mehr ihre Enkel besucht, obwohl sie gerne Zeit mit ihnen verbringen würde. Ein Patient mit Angst vor dem S-Bahnfahren hat seinen Job gekündigt, obwohl ihm die Arbeit immer große Freude bereitet hat. Eine Patientin hat den Leistungssport aufgegeben, weil sie durch starke Antriebslosigkeit nicht mehr aus dem Bett kam. Ist dieser Schritt getan, wird durch Achtsamkeitsübungen der Kontakt zu Gefühlen und Körperempfindungen hergestellt und genau das Gegenteil von dem getan, was man sonst tut: Gefühle werden bewusst zugelassen, wahrgenommen und nicht verändert. Ein weiterer Aspekt, um Akzeptanz gegenüber seinen Gefühlen zu gewinnen, ist, die Bewertung des Verstandes in »gute« und »schlechte« Gefühle zwar wahrzunehmen, aber ziehen zu lassen. Denn diese Einteilung ist nicht hilfreich und verhindert eine Öffnung und annehmende Haltung gegenüber Gefühlen. Akzeptanz bedeutet auch, Gefühle mitzunehmen. Durch die Auseinandersetzung mit den schwierigen Gefühlen kann es sein, dass sich deren Intensität und Auftretenshäufigkeit langfristig verringert. Dies ist allerdings kein Ziel. Es geht vielmehr darum, sich darüber klar zu werden, was man alles im Kampf mit den Gefühlen aufgegeben hat und welche Dinge man gern wieder ausprobieren möchte – *mit* den dabei vorhandenen aversiven Gefühlen: z. B. wieder mit den Enkelkindern spielen *und* dabei Schmerzen haben, wieder zur Arbeit gehen *und* Angst vor der Bahnfahrt haben, wieder Sport treiben *und* sich antriebslos fühlen.

In Kürze

Akzeptanz

Sich Gefühlen zu öffnen, anstatt gegen diese zu kämpfen; Gefühle bewusst wahrnehmen, anstatt sie zu verdrängen; Gefühle größer werden lassen, anstatt sie zu kontrollieren. All dies sind Strategien, die langfristig dazu führen, eine neue, annehmende und wohlwollende Haltung gegenüber den Gefühlen zu entwickeln. Kurzfristige Strategien, wie Ablenkung, Vermeidung, Kampf und Kontrolle, können Probleme verschlimmern. Akzeptanz soll dabei helfen, mit den Gefühlen in eine lebenswerte Richtung zu handeln.

Was ist mir wichtig – Werte. Insbesondere in Krisensituationen fühlen sich Menschen oft orientierungslos. Manchmal kann das so weit gehen, dass sie gar nicht mehr wissen, warum sie eigentlich noch auf der Welt sind. Oft entsteht diese Orientierungslosigkeit dadurch, dass man so stark damit beschäftigt ist, schwierige Gefühle loszuwerden oder sich nach den Einflüsterungen seines Verstandes zu richten, dass man nicht mehr weiß, was wirklich wichtig ist im Leben. Werte sind genau das – die wichtigen Dinge im Leben, die uns Orientierung geben. Ebenso wie Achtsamkeit bilden auch die Werte in ACT einen zentralen Baustein für die Therapie, der in jeder einzelnen Hexaflex-Komponente eine Rolle spielt. Sie geben die nötige Motivation, um sich mit schwierigen Barrieren auseinanderzusetzen. Werte werden als das verstanden, was uns im Leben eine Orientierung gibt, was uns wirklich am Herzen liegt. Dabei bilden Werte in erster Linie eine Basis für daraus abgeleitete Ziele, sind im Gegensatz zu Zielen jedoch nicht erreichbar, da sie lediglich eine lebenswerte Richtung vorgeben. Was in welchem Ausmaß wichtig ist im Leben, ist dabei für jeden Menschen individuell verschieden. Werte sind dabei klar von Impulsen, moralischen Vorstellungen anderer, Normen und »Haben-wollen« abzugrenzen. Werte haben immer etwas mit dem eigenen Handeln zu tun und sind im Hier und Jetzt realisierbar. Die eigenen Werte können sich im Leben zwar ändern oder – insbesondere in Krisen – in den Hintergrund rücken, es ist aber möglich, einen Kontakt zu ihnen herzustellen. ACT verfolgt in der Arbeit mit den Werten daher ganz unterschiedliche Ziele. Einerseits geht es darum, überhaupt wieder Kontakt mit den eigenen Werten herzustellen, also sich Gedanken darüber zu machen, wofür man im Leben stehen möchte. Zum anderen geht es darum, herauszufinden, nach welchen Werten man bereits lebt und welche Werte vielleicht da sind, nach denen man jedoch sein Leben gar nicht (mehr) ausrichtet. Beispielsweise kann es einer Person wichtig sein, Zeit mit Freunden zu verbringen. Da sie aber so große Angst davor hat, sich möglicherweise mit Keimen anzustecken, bleibt sie lieber zu Hause. Teil dieser Werteklärung kann es auch sein, konkurrierende Werte aufzudecken und eine Entscheidung darüber zu treffen, in welche Richtung es jetzt im Leben gehen soll. Zum Beispiel kann eine Person sowohl den Wert haben, eine liebevolle Mutter bzw. ein liebevoller Vater zu sein, als auch erfolgreich im Beruf zu sein. Dann geht es darum zu entscheiden, welcher Wert jetzt im Leben wichtiger ist als der andere und demnach für welchen dieser Werte wie viel Zeit aufgebracht werden kann und möchte. Wenn klar ist, in welche Richtung man sich bewegen möchte, kann damit angefangen werden, konkrete Ziele daraus abzuleiten.

In Kürze

Werte

Werte sind das, was einem wichtig ist im Leben, was einem eine Orientierung gibt und wofür man stehen möchte. Werte können in den Hintergrund rücken, sind aber immer da. In ACT geht es darum, Werte zu klären und zu den bereits vorhanden Werten Kontakt aufzunehmen. Dabei sind Werte für alle der anderen fünf Hexaflex-Komponenten ein wichtiger Baustein, da sie als Motivation dienen, sich u. a. mit schwierigen Gedanken und Gefühlen auseinanderzusetzen.

Ziele umsetzen – Engagiertes Handeln. Manchmal wissen Menschen ziemlich genau, was sie machen müssten, damit es Ihnen besser geht, aber sie können es nicht umsetzen. Die Gründe hierfür können ganz unterschiedlich sein: »Es ist zu schwer, zu anstrengend, ich kann nicht, die anderen lassen mich nicht, es ist zu groß, zu teuer«. Im ACT-Sinne liegen die Barrieren, die einen daran hindern, etwas zu tun, nicht in den äußeren Umständen. Sie liegen vielmehr im inneren Erleben. Es sind also Gedanken, Gefühle und Körperempfindungen, die uns behindern. So verharrt man z. B. in starren Verhaltensmustern, obwohl längst klar ist, dass diese nicht hilfreich sind. Beim engagierten Handeln geht es darum, das, was in der Werteklärung als grobe Richtung festgelegt wurde, umzusetzen. Hierbei treten konkrete Ziele in den Vordergrund, die sich an dem orientieren, was einem wichtig ist. Im Rahmen von engagiertem Handeln soll geübt werden, trotz oder manchmal sogar mit den inneren Barrieren in die Aktion zu gehen. Dabei gilt es zu beachten, welche konkreten Gedanken, Gefühle oder Körperempfindungen einen gerade davon abhalten, das zu tun, was man eigentlich tun möchte, und es dann trotzdem zu tun, ohne etwas an dem inneren Erleben zu verändern. Auch hier geht es wieder darum, eine Entscheidung zu treffen: Kann ich die Bereitschaft aufbringen, all das, was sich mir (innerlich) in den Weg stellt, mitzunehmen, um in meinem Handeln wieder flexibel zu werden? Die Ziele, die im Rahmen des engagierten Handelns gesetzt werden, betreffen dabei nicht eine Steigerung des generellen Funktionsniveaus oder sind als klassischer Aktivitätenaufbau zu verstehen, der dem Zweck dient, den Antrieb und die Stimmung zu verbessern. Vielmehr sollen kleine Schritte in Richtung der Erhöhung der eigenen Lebensqualität erreicht werden. Wie bei den oben genannten individuellen Werten können auch Ziele ganz unterschiedlich sein. Selbst wenn zwei Personen einen ähnlichen Wert haben, können die Ziele, die sie sich vornehmen, völlig verschieden sein. Es gibt keine »richtigen« oder »falschen« Ziele. Entscheidend ist, ob die Ziele realistisch gesetzt sind und nach wie vor mit den eigenen Werten in Verbindung stehen. Auch dies ist eher als Prozess zu verstehen: Ist ein Ziel erreicht, ob dieses nach wie vor mit den eigenen Werten im Einklang steht und welche neuen Ziele gesetzt werden können. Dabei können Ziele kleinste vorstellbare Schritte sein oder, wenn sie weit in der Zukunft liegen, in mehrere Schritte untergliedert werden, um sie zu erreichen.

In Kürze

Engagiertes Handeln

Engagiertes Handeln bedeutet, sich in einem ersten Schritt seiner Werte bewusst zu werden. Nachfolgend gilt es, die Bereitschaft dafür aufzubringen, sich – trotz schwieriger (d.h. uns behindernder) Gedanken, Gefühle und Körperempfindungen – entsprechend seiner selbstgewählten Werte realistische Ziele zu setzen und diese in die Tat umzusetzen.

3 Therapieforschung und Indikation

3.1 Stand der Forschung

ACT hat in den letzten Jahren nicht nur in der praktischen Anwendung deutlich mehr Verbreitung gefunden. Auch im Bereich der Forschung gibt es immer mehr Untersuchungen, die sich sowohl mit der generellen Wirksamkeit von ACT als auch mit der Wirksamkeit einzelner Komponenten des Hexaflex-Modells beschäftigen. Aktuell liegen elf Reviews vor, aus denen zusammenfassend abgeleitet werden kann, dass ACT wirksamer ist als Kontrollbedingungen wie Wartekontrollgruppen und »Treatment as Usual« (i.d.R. Medikation, Psychoedukation, Entspannungsverfahren). Bei der Etablierung eines neuen Verfahrens stellt sich jedoch auch die Frage, inwiefern es mit anderen, bereits gut evaluierten, Therapieverfahren mithalten kann und welche Vorzüge es gegenüber etablierten Therapien haben könnte. Hierzu existieren inzwischen zahlreiche randomisierte kontrollierte Studien, welche den Goldstandard in der Psychotherapieforschung darstellen, die die Wirksamkeit von ACT in den meisten Fällen im Vergleich zu KVT untersucht haben. Je nachdem, welche Methodik angewendet wird und wie konservativ die Auswertungen unterschiedlicher Studien im Rahmen der Metaanalysen erfolgten, zeigen sich hier divergierende Ergebnisse. Zwei nahezu zeitgleich erschienene Metaanalysen von Öst (2014) und A-Tjak et al. (2015) bspw. kommen zu unterschiedlichen Schlussfolgerungen: Öst (2014) berichtet, dass die methodische Qualität von Studien zu ACT – wie er bereits in einer früheren Metaanalyse postulierte (Öst, 2008) – sich kaum verbessert hat und somit ein Vergleich zur KVT methodisch schwierig ist. Gleichzeitig stellt er dar, dass ACT für die meisten Störungsbereiche noch kein gut etabliertes Verfahren ist, da die Ergebnisse mit denen der KVT nicht mithalten können. A-Tjak et al. (2015) hingegen schlussfolgern aus ihren Ergebnissen, dass ACT sehr wohl als wirksames Verfahren gelten kann, welches vergleichbare Ergebnisse wie die KVT liefert. Die aktuellste Metaanalyse fokussiert sich auf die Wirksamkeit von ACT für Angststörungen und Depressionen und kommt zu dem Schluss, dass die Wirksamkeitsnachweise für ACT in der Behandlung beider Erkrankungen im Vergleich zu anderen aktiven Behandlungen bisher unzureichend sind (Hacker et al., 2016).

Von ACT-Befürwortern wird kritisiert, dass die wissenschaftlichen Untersuchungen zu ACT zu stark auf Symptomreduktion fokussieren und das eigentliche Ziel von ACT, die Steigerung der Lebensqualität, meist nicht berücksichtigt wird (Hayes, 2013). Neben diesen Aspekten lassen sich auch weitere Forschungsnischen finden, die bei der Bewertung der Wirksamkeit von ACT und auch im Hinblick auf die Anwendung dieses Manuals, berücksichtigt werden sollten. Bei den o.g. Metaanalysen wurde bspw. nicht zwischen Einzel- und Gruppensetting unterschieden. Es ist also bisher nicht eindeutig, inwiefern ACT für das eine oder andere Setting besser geeignet ist. Des

Weiteren wurde die Wirksamkeit von ACT primär unter »Laborbedingungen«, durch randomisierte kontrollierte Studien, untersucht. Inzwischen steigt die Anzahl der Untersuchungen, die ACT und KVT unter Routinebedingungen untersuchen. Auch hier mangelt es jedoch oft an aktiven Kontrollbedingungen, sodass die Ergebnisse zur Wirksamkeit von ACT auch hier ggf. überschätzt werden könnten. Bisher wurden viele der Studien im naturalistischen Setting an ambulanten Patienten durchgeführt, die meist sehr umschriebene Störungsbilder hatten. Um den transdiagnostischen Anspruch von ACT zu überprüfen, werden inzwischen auch immer mehr naturalistische Studien im stationären Setting durchgeführt. In einer Pilotstudie, die wir in einem Versorgungskrankenhaus zur Wirksamkeit von ACT und KVT durchgeführt haben, hat sich gezeigt, dass für beide Therapiegruppen signifikante Verbesserungen im Schweregrad depressiver Symptome erzielt werden konnten (Pleger et al., 2018). Zusätzlich haben wir ACT-spezifische Variablen mit in die Studie eingeschlossen und konnten mit unseren Ergebnissen zeigen, dass sich sowohl für die ACT- als auch für die KVT-Gruppe signifikante Verbesserungen in der Achtsamkeitsausprägung sowie des wertebewussten Lebens ergeben haben.

Dies greift eine weitere Fragestellung auf, die derzeit in der Forschung diskutiert wird: Wirken die als ACT-spezifisch angenommenen Behandlungskomponenten des Hexaflex und inwiefern lässt sich ACT von der KVT abgrenzen? Unterschiedliche Untersuchungen haben sich dieser Fragestellung mithilfe von Mediationsanalysen angenommen, durch die gezeigt werden konnte, dass eine Verbesserung von störungsspezifischen Outcome-Maßen in ACT-Gruppen u. a. durch psychische Flexibilität oder Defusion mediiert wurden (u. a. Zettle et al., 2011; Vowles et al., 2014). In den meisten Studien wurden jedoch auch hier keine aktiven Kontrollgruppen verwendet, sodass unklar bleibt, ob dies ACT-spezifische Wirkmechanismen sind oder ob diese für die KVT ebenfalls gelten könnten.

Eine weitere Möglichkeit, um die Differenzierbarkeit von zwei therapeutischen Verfahren zu untersuchen, ist die Erhebung der Behandlungsintegrität. Behandlungsintegrität setzt sich aus Kompetenz, Adhärenz und Differenzierbarkeit zusammen. Adhärenz beschreibt, ob eine Therapie entsprechend des Manuals durchgeführt wurde, und Kompetenz betrifft die Qualität der Therapiedurchführung. Differenzierbarkeit beschreibt, ob sich die Maße für das jeweilige andere Verfahren unterscheiden (Weck et al., 2011b). Um die Differenzierbarkeit zweier Verfahren erfassen zu können, benötigt man jedoch ein Behandlungsmanual, anhand dessen bewertet werden kann, ob die Therapeuten adhärentes Verhalten entsprechend des intendierten Verfahrens gezeigt haben. Da es für ACT nur wenige Behandlungsmanuale gibt, wird die Messung der Behandlungsintegrität in Studien meist nicht berücksichtigt. In einer Validierungsstudie haben wir für einen selbsterstellten ACT-Leitfaden einen Adhärenzbogen erstellt und konnten zeigen, dass sich die Adhärenz der ACT- und KVT-Therapeuten entsprechend der Erwartung unterschieden hat: ACT-Therapeuten hatten hohe Adhärenzwerte und KVT-Therapeuten innerhalb des ACT-Adhärenzbogens niedrige Adhärenzwerte (Samaan et al., 2020).

Zusammenfassend lässt sich sagen, dass bereits zahlreiche Belege dafür vorhanden sind, dass ACT in unterschiedlichen therapeutischen Settings ein wirksames Verfahren ist. Unklar bleibt nach wie vor, ob ACT für alle psychischen Störungen genauso gut wirkt wie KVT. Zudem werden noch weitere Untersuchungen benötigt, die sich mit der Wirksamkeit der einzelnen Behandlungskomponenten des Hexaflex-Modells beschäftigen, mit der Verbesserung von nicht störungsspezifischen Outcome-Maßen, wie z. B. der Lebenszufriedenheit, sowie mit der Überprüfung der Differenzierbarkeit von ACT und KVT.

3.2 Für wen ist ACT geeignet?

Durch ihren störungsübergreifenden Ansatz mit Fokus auf die Verbesserung der Lebensqualität ist ACT prinzipiell für alle Arten und Schweregrade von psychischen Erkrankungen denkbar. Ebenso ist es möglich, in Beratungsgesprächen oder im Coaching mit ACT oder einzelnen Elementen davon zu arbeiten, um für die Klientinnen und Klienten eine Verbesserung der Lebensqualität zu erzielen. Insbesondere im Gruppensetting bietet ACT der Gruppenleitung die Möglichkeit, mit denselben Methoden auf die unterschiedlichen Problembereiche der Teilnehmenden einzugehen. Dabei ist zu beachten, dass die Auseinandersetzung mit schwierigen Gedanken und Gefühlen für viele Menschen eine starke Konfrontation darstellen kann, die kurzfristig möglicherweise zu einer Symptomverstärkung und damit zu einer Verschlechterung des Allgemeinzustands führt. Dementsprechend sollten insbesondere im Gruppensetting sowohl die Indikation als auch die Kontraindikation von ACT allgemein oder der gewählten Technik gründlich abgewogen werden.

Indikation. An erster Stelle kann ACT für Personen angewendet werden, bei denen ein ausgeprägtes Vermeidungsverhalten und eine Schwierigkeit im Umgang mit eigenen Emotionen besteht. Außerdem sollte ACT immer dann in Erwägung gezogen werden, wenn Patienten von anderen therapeutischen Verfahren bisher nicht ausreichend profitiert haben. Auch wenn KVT das mit Abstand am besten untersuchte Verfahren ist und für alle möglichen Störungsbereiche hohe Effektstärken erreicht, gibt es immer wieder Patienten, die nur kurzfristig oder auch gar nicht von einer KVT-Behandlung profitieren (Fischer-Klepsch et al., 2018).

Kontraindikation. Menschen in akuten Krisen, deren kognitive Leistungsfähigkeit eingeschränkt ist, wie z. B. Personen in akuten psychotischen oder manischen Phasen, sollten erst dann in die ACT-Gruppenbehandlung eingeschlossen werden, wenn die akute Phase abgeklungen ist und sie sich auf die Inhalte der Sitzungen kognitiv einlassen können. Für Menschen, die generell unter einem kognitiven Leistungsdefizit leiden, wie z. B. Menschen mit Intelligenzminderung, kann die Teilnahme an einer ACT-Gruppe überfordernd sein. Hierbei gilt es – wie bei anderen psychotherapeutischen Verfahren auch – die Sprache und das Tempo entsprechend anzupassen und möglichst wenig theoriebeladen und verstärkt erfahrungsorientiert zu arbeiten. Ebenfalls sollte berücksichtigt werden, dass ACT für Teilnehmende mit Schwierigkeiten in der Emotionsregulation, wie z. B. bei emotional-instabilen Persönlichkeitsstörungen und/oder Teilnehmenden, die unter dissoziativer Symptomatik leiden, besonders herausfordernd sein kann. Eine Sorge dieser Personen ist häufig, dass sie durch ihre Gedanken und Gefühle »überwältigt« werden könnten. Es können dann störungsspezifische psychoedukative Elemente eingebracht werden, um die Bereitschaft der Patientinnen und Patienten zu erhöhen, sich auf erlebnisorientierte Übungen einzulassen. Es sollte stets transparent besprochen werden, dass die Auseinandersetzung mit ihrem inneren Erleben sehr aversiv sein kann. Wenn für ein Störungsbild bereits gut evaluierte Behandlungsverfahren vorliegen, wie z. B. KVT bei Angststörungen, sollte zunächst dieses Verfahren gewählt werden und ACT erst dann angewendet werden, wenn die vorherige Therapie zu keiner Remission geführt hat.

3.3 ACT und KVT

Beim Vergleich von ACT und KVT ist zu beachten, dass beide Verfahren nicht nur aus der gleichen Verfahrensfamilie stammen, sondern, dass sich ACT aus der KVT entwickelt hat und somit beide Verfahren inhaltliche Konzepte teilen, sich jedoch die praktische Umsetzung unterscheidet. Die KVT ist momentan das Verfahren mit den besten wissenschaftlichen Belegen für eine Vielzahl an psychischen Störungen (Margraf, 2018). Nichtsdestotrotz gibt es auch immer wieder Personen, die aus den unterschiedlichsten Gründen nicht von KVT oder auch einem anderen therapeutischen Verfahren, wie z. B. Psychodynamischen Verfahren, profitieren. Daher ist es nach wie vor wichtig, weitere Verfahrensansätze in der Behandlung von psychischen Erkrankungen in Erwägung zu ziehen. Dies bedeutet jedoch nicht zwangsweise, dass ein Verfahren besser sein muss als das andere. Vielmehr können neue Verfahren dafür genutzt werden, in Nischen, die von etablierten Verfahren nicht erreicht werden, einzutreten. Jedoch gibt es Diskussionen darüber, ob ACT überhaupt ein neues Verfahren darstellt oder ob es über die gleichen Faktoren wirksam ist wie KVT (u. a. Hofmann & Asmundson, 2008). Beispielsweise kann davon ausgegangen werden, dass auch in der KVT Achtsamkeit eine wichtige Rolle spielt, ohne dass das direkt so benannt wird und explizit geübt wird: Um Gedanken umstrukturieren zu können, müssen diese zunächst ebenfalls beobachtet werden. Dies erfordert ein besonderes Maß an fokussierter Aufmerksamkeit, die ggf. in gewissen Zügen mit Achtsamkeit gegenüber Kognitionen gleichgestellt werden kann. Auch wenn ACT und KVT über ähnliche oder sogar dieselben Mechanismen wirken, kann klar festgehalten werden, dass ACT jedoch andere Methoden verwendet und auch stets ein anderes Ziel verfolgt: Keine Symptomreduktion, sondern Verbesserung der Lebensqualität. Zudem versteht sich ACT weniger als kognitives Verfahren, sondern bezieht sich überwiegend auf den behavioralen Teil der KVT. Orientiert am Hexaflex-Modell gibt Tabelle 3.1 einen Überblick über die Gemeinsamkeiten sowie die prägnantesten Unterschiede beider Verfahren.

Tabelle 3.1 Gemeinsamkeiten und Unterschiede von ACT und KVT

Hexaflex	Gemeinsamkeiten mit KVT	Unterschiede zu KVT
Achtsamkeit	▶ Inneres Erleben wird beobachtet und als solches erkannt, um damit zu arbeiten.	▶ Ziel von ACT ist nicht die Veränderung des inneren Erlebens, sondern dessen Annehmen. ▶ Weder inneres noch äußeres Erleben wird bewertet.
Selbst als Kontext	▶ Einbezug von Erfahrungen und deren Einfluss auf das Selbstbild	▶ Ein negatives Selbstbild wird nicht in ein positives umgewandelt. ▶ Kein Training sozialer Kompetenzen.
Defusion	▶ Einteilung in hilfreiche und nicht hilfreiche Gedanken ▶ Erarbeitung von Strategien im Umgang mit nicht hilfreichen Gedanken	▶ Gedanken werden inhaltlich nicht verändert, sondern es wird Abstand zu ihnen gewonnen.
Akzeptanz	▶ Gefühle können Barrieren sein. ▶ Arbeit mit kurz- und langfristigen Konsequenzen von Vermeidungs- und Sicherheitsverhalten	▶ Gefühle werden nicht reduziert (im Sinne der Symptomreduktion). ▶ Gefühle werden angenommen, so wie sie sind.
Werte	▶ Bei KVT teils implizit im Rahmen der Zielklärung vorhanden	▶ Richtungsweisend und ständiger Begleiter in der Therapie: Was ist mir wichtig im Leben? ▶ Geht über die klassischen Ziele hinaus.
Engagiertes Handeln	▶ Festlegen von Zielen ▶ Das eigene Handeln ist notwendig, um Veränderung zu schaffen.	▶ Das Handeln dient nicht der Symptomreduktion, sondern der Annäherung an das, was einem wichtig ist im Leben.

Unserer klinischen Erfahrung nach lassen sich ACT und KVT – trotz ihrer teilweise unterschiedlichen Herangehensweise – in gewissen Ansätzen miteinander kombinieren. Bei einer Kombination aus beiden Verfahren sollte jedoch gut auf die oben aufgeführten Unterschiede geachtet werden, da ein zu starkes Durchmischen auch leicht zu Verwirrung führen kann: »Soll ich meine Gedanken nun hinterfragen und verändern oder soll ich sie ziehen lassen?« Wenn eine Kombinationsbehandlung aus beiden Verfahren angeboten werden soll, dann empfehlen wir, den Fokus auf eine der beiden Therapien zu legen und Methoden und Techniken der anderen Therapie als Zusatz anzubieten. Ist bspw. die kognitive Umstrukturierung im Rahmen einer KVT Behandlung so ins Stocken geraten, dass man nicht weiterkommt, können für bestimmte Gedanken Defusionsübungen eingesetzt werden. Sollen Therapieziele am Anfang einer KVT festgelegt werden, können mögliche dahinterstehende Werte mitberücksichtigt werden. In die andere Richtung kann die Akzeptanz von Gefühlen und das Üben engagierten Handelns in ACT durch klassische Expositionen ergänzt werden.

3.4 Warum ein ACT-Behandlungsmanual?

Obwohl sich die Anwendung von ACT in störungsübergreifenden Gruppen durch den transdiagnostischen Ansatz und die hohe Flexibilität der Therapie anbietet, existiert bisher, wie oben bereits beschrieben, nur ein störungsübergreifendes Behandlungsmanual (Westrup & Wright, 2017) für ACT in Gruppen, welches bisher lediglich in englischer Sprache vorliegt. In Deutschland bilden jedoch Gruppentherapien gerade in Kliniken überwiegend das therapeutische Behandlungssetting (Strauß, 2011). Gleichzeitig ist es gerade in Krankenhäusern mit Versorgungsauftrag eher die Seltenheit, dass die Therapiegruppen aus Teilnehmenden mit homogenen Störungsbildern bestehen, sodass sich hier nur schwer eines der zahlreichen gut evaluierten störungsspezifischen Behandlungsmanuale anwenden lässt. Zudem gibt es einige Studien, deren Ergebnisse darauf hinweisen, dass die Behandlungsintegrität, also auf ein Manual basierendes adhärentes und kompetentes Therapeutenverhalten, mit dem Behandlungserfolg einer Therapie zusammenhängt (Weck et al., 2011). Es gibt also einige Argumente, die für den Einsatz eines Behandlungsmanuals in Gruppen sprechen. Da ACT ein nach wie vor vergleichsweise junges Verfahren ist, gehen wir davon aus, dass nicht jeder Behandler, der sich für ACT interessiert, mit der Anwendung vertraut ist. Somit soll das Manual als eine Handlungsanweisung dienen, um einen leichten Einstieg in das Verfahren und die Umsetzung in ein therapeutisches Gruppensetting zu schaffen. Zusätzlich können die gesammelten Übungen und Arbeitsblätter auch von Personen genutzt werden, die in der Anwendung von ACT geübt sind, sich aber Anregungen für die Arbeit mit ACT in Gruppen einholen oder eine ACT-Gruppentherapie etablieren möchten.

Neben diesen praktischen Aspekten sehen wir die Anwendung eines ACT-Behandlungsmanuals auch aus wissenschaftlicher Perspektive als sinnvoll an. Wie oben beschrieben, sind die Ergebnisse bzgl. der Wirksamkeit von ACT zwar vielversprechend, jedoch mangelt es einigen Untersuchungen zufolge noch an der notwendigen methodischen Qualität. Zudem sind die Studien oft sehr heterogen aufgebaut, was eine Vergleichbarkeit der Ergebnisse erschwert. Wir erhoffen uns, dass durch die Anwendung eines strukturierten Manuals die methodische Qualität von Wirksamkeitsstudien zu ACT verbessert und eine höhere Vergleichbarkeit zwischen den Studien geschaffen werden kann. Dies wiederum hätte den Vorteil, dass besser untersucht werden könnte, ob ACT und KVT differentiell wirken, was langfristig die Möglichkeit schaffen würde, das jeweilige Verfahren an bestimmten Patienten- oder auch Therapeutenvariablen anzupassen.

3.5 Die Therapeutische Haltung in ACT

ACT ist ein offenes, flexibles, kontextuelles Verfahren, welches viel mit Erleben und Erfahrung arbeitet; dementsprechend sollte auch die Haltung der Gruppenleitung offen, flexibel, den Kontext miteinbeziehend und erfahrungsorientiert sein. Bei der Vermittlung der sechs Kernkomponenten sollte die Gruppenleitung diese selbst gut verinnerlicht haben und den Patienten als Modell dienen. Wichtig ist auch, dass die Gruppenleitung stets eine Verbesserung der Lebensqualität im Blick behält und nicht – vielleicht aus Gewohnheit – versucht, ACT als Verfahren zur Linderung von Symptomen anzuwenden.

Offen. Wie in allen anderen therapeutischen Verfahren, sollte auch in ACT die Gruppenleitung Offenheit gegenüber den einzelnen Problembereichen der Teilnehmenden zeigen. Ganz im Sinne der Inhaltsabstinenz, ist es für die Gruppenleitung wichtig, stets eine nicht-wertende Haltung einzunehmen. Es liegt nicht bei der Gruppenleitung, an irgendeiner Stelle zu entscheiden, was richtig und was falsch ist. Vielmehr kann im sokratischen Dialog den Teilnehmenden die Möglichkeiten eines anderen Umgangs mit ihrem inneren Erleben aufgezeigt werden. Auch wenn ACT von erfahrungsorientierten Übungen lebt, sollte die Gruppenleitung die Teilnehmenden niemals zu Übungen oder dem Ausprobieren neuer Verhaltensweisen drängen. Gleichzeitig sollte sie Offenheit gegenüber den Barrieren zeigen, die die Teilnehmenden ggf. davon abhalten, etwas entgegen ihrer bisherigen Verhaltensmuster zu tun. In ACT heißt Offenheit auch, dass die Gruppenleitung sich selbst gegenüber den Teilnehmenden öffnen darf – aber nicht muss.

Flexibel. In ACT ist Flexibilität zentral. Das bedeutet, mit der Therapiegruppe nicht starr ein Modul nach dem anderen abzuarbeiten, sondern sich als Gruppenleitung stets flexibel – je nach Bedarf der Gruppe bzw. einzelner Mitglieder – im Hexaflex zu bewegen. Jegliche Schwierigkeiten, die bei Übungen auftreten können, sollten flexibel durch passende Interventionen – wie z. B. einer Defusionsübung, um Abstand zu den hinderlichen Gedanken zu gewinnen – aufgegriffen werden und nicht übergangen werden. Sobald die Gruppenleitung mit ACT ausreichend vertraut ist, bietet es sich auch an, die einzelnen Sitzungen flexibel und nicht nach Schema F zu gestalten. Dabei sollte die vom Manual vorgegebene Struktur stets eingehalten werden, jedoch können die Übungen und therapeutischen Hausaufgaben je nach Kreativität der Gruppenleitung erweitert werden. Anders als bei störungsspezifischen Gruppen wird die Gruppenleitung mit sehr unterschiedlichen Problembereichen konfrontiert werden, sodass auch hier Flexibilität notwendig ist.

Kontext miteinbeziehen. Die Gruppenleitung sollte immer im Hinterkopf haben oder versuchen zu explorieren, welche Funktion die Verhaltensmuster der Teilnehmenden haben und in welchen Kontexten die Verhaltensweisen auftreten. Dabei ist es wichtig zu beachten, dass »Kontext« nicht nur mit der Umgebung oder dem sozialen Umfeld gleichzusetzen ist. Kontext meint auch die individuelle Geschichte, die Erfahrungen, die Persönlichkeitsstruktur und das sich daraus ergebende Selbstbild, auf dessen Basis eine Person handelt. Es liegt bei der Gruppenleitung, verschiedene Kontexte – hier im Sinne von Übungsspielräumen – in die Therapie, vor allem in die Hausaufgaben, miteinzubeziehen.

Erfahrungsorientiert. Für das Erleben der Teilnehmenden ist es wichtig, dass die Gruppenleitung Metaphern oder Übungen nicht ständig erklärt. Besser ist es, die Gruppenmitglieder dazu zu ermutigen, Bilder auf sich wirken zu lassen und dadurch eigene Erfahrungen sammeln zu können. Über Schwierigkeiten kann am Ende jeder erfahrungsorientierten Übung gesprochen werden. Mindestens eine anwendungsorientierte Übung – sei es auch nur eine kurze Achtsamkeitsübung – sollte fester Bestandteil jeder Sitzung sein. Innerhalb der Übungen ist es für die Gruppenleitung wichtig, ein gutes Gespür dafür zu haben, wenn Teilnehmende Übungen z. B. aus Angst vor ihrem inneren Erleben vermeiden. Dies ist dann mit den Teilnehmenden zu erarbeiten und die kurz- und langfristigen Konsequenzen von Vermeidung sind zu besprechen. (vgl. Kap. 10).

II Behandlungsmanual

4 Aufbau des Behandlungsmanuals

Das Behandlungsmanual besteht aus sechs Modulen, die jeweils eine der Hexaflex-Komponenten fokussieren. Der modulare Aufbau erlaubt die Anwendung als durchgehendes Therapieprogramm sowie die Auswahl einzelner Module oder Übungen, die dann in ein bereits bestehendes Gruppentherapieprogramm integriert werden können. Jedes Modul ist wie folgt aufgebaut:

- Schwerpunkte des Moduls
- Möglichkeiten der theoretischen Vermittlung
- Sammlung erlebnisorientierter Übungen
- Therapeutische Hausaufgaben
- Mögliche Schwierigkeiten und Lösungsvorschläge
- Benötigte Materialien und Arbeitsblätter

Schwerpunkte des Moduls. Hier wird zunächst stichpunktartig zusammengefasst, welche Kerninhalte der Gruppenbehandlung in dem jeweiligen Modul enthalten sind. Diese Stichpunkte haben unterschiedliche Funktionen. Sie vermitteln einen inhaltlichen Überblick über das Modul, geben die grobe Sitzungsstruktur wieder und zeigen die Schwerpunkte sowie Lernziele für die Teilnehmenden auf. Auf diese erste Übersicht folgt für jedes Modul eine kurze inhaltliche Zusammenfassung. In dieser wird einerseits noch einmal auf die jeweilige Kernkomponente eingegangen; andererseits wird hier noch ein Überblick über die jeweiligen Sitzungsinhalte und Ziele des Moduls gegeben. Je nach Vertrautheit mit den einzelnen Kernkomponenten empfehlen wir vor der Anwendung der Module zur Vertiefung die entsprechende Beschreibung der Hexaflex-Komponente aus Kapitel 2 zu lesen.

Möglichkeiten der theoretischen Vermittlung. Auch wenn ACT ein erlebnisorientiertes Verfahren ist, ist für die Teilnehmenden ein gewisser Anteil an Theorie zu den einzelnen Kernkomponenten wichtig, um eine Vorbereitung für die praktischen Übungen zu schaffen. Im Rahmen der theoretischen Vermittlung geht es darum, die Teilnehmenden mit einigen Begrifflichkeiten vertraut zu machen, benötigtes Hintergrundwissen zu vermitteln und das Rational für die erlebnisorientierten Übungen abzuleiten. Dabei werden bereits an dieser Stelle praktische Übungen, anschauliche Beispiele und Metaphern eingesetzt. Wichtig ist, psychoedukative Elemente nicht schulmeisterlich vorzutragen, sondern nach Möglichkeit gemeinsam mit der Gruppe, z. B. am Flipchart, anhand von Arbeitsblättern oder mithilfe von Karteikarten, zu erarbeiten.

Sammlung erlebnisorientierter Übungen. Dieser Teil bildet das Kernstück der Module. Hier werden einzelne Übungen vorgestellt, die die jeweilig fokussierte Kernkomponente für die Teilnehmenden erfahrbar machen und fördern sollen. Für jede Übung liegt eine Instruktion vor, die der Gruppenleitung eine Orientierung für die Einführung der Teilnehmenden in die Übung gibt sowie eine Anleitung für die Durchführung und Auswertung der Übungen. Einige Übungen sind in Dialogform verfasst, um übliche Reaktionen der Teilnehmenden und mögliche Antworten der Gruppenleitung darzustellen. Für die Übungen sollten in der Regel mindestens 20 Minuten eingeplant werden, um ausreichend Raum für die Auswertung der Erfahrungen der einzelnen Teilnehmenden zu haben, auf Schwierigkeiten eingehen zu können und die Übung ggf. wiederholen zu können. Es besteht dabei die Möglichkeit, alle Übungen anzuwenden oder einzelne davon herauszugreifen und diese in ein anderes Behandlungsverfahren zu integrieren oder mit einer anderen Methode zu kombinieren.

Therapeutische Hausaufgaben. Auch bei ACT ist der Transfer vom Therapieraum in den Alltag der Teilnehmenden entscheidend für den Behandlungserfolg. Aus diesem Grund finden sich in jedem Modul Anleitungen für therapeutische Hausaufgaben, die die Inhalte und Übungen der Module vertiefen sollen. Dabei geben wir an den Stellen, an denen wir gute Erfahrungen damit gemacht haben, für Settings, die mit anderen Berufsgruppen zusammenarbeiten, Hinweise, wie die therapeutischen Hausaufgaben auch im Rahmen anderer Behandlungen, wie z. B. der Ergotherapie, umgesetzt werden können. Ebenso haben wir gute Erfahrungen gemacht, am Ende der Sitzung die Teilnehmenden selbst festlegen zu lassen, inwiefern sie die in der Gruppe behandelten Themen als Hausaufgabe vertiefen wollen. Werden die Hausaufgaben von den Teilnehmenden nicht erledigt, sollten die Gründe hierfür ausführlich exploriert werden. Teilweise können die Hausaufgaben für die Teilnehmenden Expositionscharakter haben, daher ist es wichtig herauszufinden, welche Barrieren sie davon abgehalten haben, die Hausaufgabe durchzuführen. Ganz im ACT-Sinne sollte dabei vor allem auf innere Barrieren fokussiert werden. Können diese herausgearbeitet werden, lassen sich gut Bezüge zum engagierten Handeln herstellen.

Mögliche Schwierigkeiten und Lösungsvorschläge. In diesem Abschnitt sind Schwierigkeiten aufgelistet, die typischerweise bei Teilnehmenden einer Gruppenbehandlung auftreten. Dies soll der Gruppenleitung als Orientierung sowie Vorbereitung dienen, mit welchen Fragen oder Problemen der Teilnehmenden sie möglicherweise konfrontiert werden wird. Zu jeder Schwierigkeit bieten wir einen Lösungsvorschlag an, mit dem wir in der klinischen Praxis gute Erfahrungen gemacht haben. Natürlich heißt dies nicht, dass unsere Lösungsvorschläge die einzigen und immer für alle Teilnehmenden gleichermaßen sinnvoll und nachvollziehbar sind.

Arbeitsblätter und Materialien. Am Ende jedes Moduls finden sich Arbeitsblätter, die sowohl in der Sitzung selbst als auch für die Hausaufgaben genutzt werden können. Der Schwerpunkt bei den Arbeitsblättern liegt darauf, die Inhalte leichter an die Teilnehmenden vermitteln zu können und den Teilnehmenden eine Unterstützung bei der selbstständigen praktischen Durchführung zu bieten. Es kann durchaus sinnvoll sein, bei der Vermittlung der einzelnen Module ebenfalls auf Arbeitsmaterialien aus bereits vorhandenen Manualen oder Leitfäden zurückzugreifen. Des Weiteren werden Hinweise für geeignete Materialien für die Übungen in den Sitzungen gegeben, z. B. ein Seil, Karteikarten oder ein Ball.

5 Struktur der Behandlung

Das Manual ist für offene Gruppen konzipiert, sodass mit jedem Modul gestartet werden kann und Teilnehmende zu jeder Zeit in die Gruppe aufgenommen werden können. Es gibt keinen konkreten Start- oder Endpunkt der Behandlung. Wird das Manual für geschlossene Gruppen angewandt, empfiehlt es sich, die im Buch vorgegebene Reihenfolge einzuhalten und pro Modul – je nach Länge der Sitzung und Bedürfnis der Teilnehmenden – zwei bis vier Sitzungen einzuplanen. Das Manual ist so aufgebaut, dass in jeder einzelnen Gruppensitzung eine der sechs Hexaflex-Komponenten fokussiert wird. Hierbei ist es jedoch wichtig zu beachten, dass ACT ein flexibles Verfahren ist und jede der Komponenten mit jeweils den anderen Komponenten verbunden ist. Das bedeutet, dass jede der sechs Hexaflex-Komponenten in jeder Sitzung eine Rolle spielt und von der Gruppenleitung adressiert werden sollte. Es geht also eher um die Entscheidung, wo der Fokus der Sitzung liegt, nicht jedoch auf welcher Hexaflex-Komponente per se. Wir haben uns bewusst gegen ein Behandlungsmanual entschieden, in dem jede einzelne Sitzung klar vorgegeben ist, da dies der ACT-Gruppenleitung unserer Ansicht nach die nötige Flexibilität in der Anwendung des Hexaflex nehmen würde. Es sollte individuell an die Bedürfnisse der Gruppe angepasst werden, über wie viele Sitzungen hinweg ein Modul behandelt wird und welche Übungen für die Teilnehmenden sinnvoll sind. Mit diesem Behandlungsmanual erhalten Gruppenleitungen einen Werkzeugkasten bestehend aus verschiedenen Übungen, die zu jedem Zeitpunkt angewendet werden können. Diese flexible und ggf. spontane Art des therapeutischen Vorgehens wird von Steven Hayes (2015) auch als »Hexa-Dancing« bezeichnet.

In Kürze

Hexa-Dancing

Hexa-Dancing beschreibt das flexible Bewegen von einer Hexaflex-Komponente zu einer anderen. Dabei werden die einzelnen Komponenten nicht starr abgearbeitet, sondern gehen fließend ineinander über. Dies ist in der therapeutischen Anwendung besonders wichtig, da keine der Kernkomponenten ohne die jeweils andere funktioniert. Dabei geht es nicht darum, möglichst alles auf einmal zu vermitteln, sondern als Gruppenleitung alle Kernkomponenten im Hinterkopf zu haben. Haben Teilnehmende bspw. Schwierigkeiten, Akzeptanz zu üben, dann sollte die Gruppenleitung danach fragen, mit welchem Wert das Üben von Akzeptanz evtl. verbunden sein könnte und welche Gedanken der Verstand ihnen gerade schickt, die sie davon abhalten, es zu tun. Ein anderes Beispiel: Wenn Teilnehmende Schwierigkeiten haben, Abstand zu ihrem Selbstbild zu gewinnen, kann die Gruppenleitung gezielte imaginative Achtsamkeitsübungen einsetzen, um dies zu fördern. Hexa-Dancing ermöglicht, in jedem Modul mit jeder auftretenden Barriere für jeden Teilnehmenden individuell einen Umgang zu finden. Teilnehmende, die bereits länger Mitglieder in der Gruppe sind, können von der Gruppenleitung auch in den Prozess integriert werden, indem sie bei Barrieren der anderen Gruppenmitglieder z. B. gefragt werden: »Was ist Ihre Erfahrung, wie man mit solch einem schwierigen Gedanken umgehen kann?«

Aufbau der einzelnen Sitzungen

Für die Gestaltung einer mindestens 50-minütigen Sitzung empfehlen wir, die folgende Struktur einzuhalten:

(1) Achtsamkeitsübung als Einstieg in das Thema der Sitzung
(2) Rückblick und Auswertung der Hausaufgabe
(3) Erarbeitung der »theoretischen Vermittlung«
(4) Durchführung und Auswertung einer erfahrungsorientierten Übung
(5) Festlegung einer Hausaufgabe zur Selbstübung oder Vertiefung

Achtsamkeitsübung als Einstieg in das Thema der Sitzung. Da Achtsamkeit eine wichtige Basis für jede der Hexaflex-Komponenten spielt, sollte diese Fertigkeit so oft wie möglich geübt werden. Denn auch hier gilt wie so oft: »Übung macht den Meister«. Zudem ist es ein gutes Gruppenritual, mit einer Achtsamkeitsübung zu starten, um die Teilnehmenden auf die Sitzung einzustimmen. Achtsamkeitsübungen können dabei völlig frei gewählt werden. Es besteht aber auch die Möglichkeit, bereits zu Beginn der Sitzung eine Achtsamkeitsübung durchzuführen, die mit dem vergangenen oder aktuellen Sitzungsthema zu tun hat, um die Teilnehmenden ins Thema zurückzuführen oder einzuführen. Erfahrenen Teilnehmenden kann die Aufgabe der kurzen Achtsamkeitsübung am Anfang auch im Verlauf übertragen werden.

Rückblick und Auswertung der Hausaufgabe. Ein kurzer Rückblick in die vorhergehende Sitzung ist vor allem dann sinnvoll, wenn in der aktuellen Sitzung die Inhalte der vergangenen Sitzung vertieft werden sollen. Die Teilnehmenden können dadurch selbst reflektieren, was sie aus der vorherigen Sitzung mitgenommen haben, welche Fragen und auch Barrieren ihnen im Nachgang aufgefallen sind. Dies gibt der Gruppenleitung einen wichtigen Hinweis, worauf sie in der aktuellen Sitzung evtl. noch genauer fokussieren sollte. Zudem können in einem offenen Gruppensetting neue Teilnehmende gut abgeholt werden und einen ersten Eindruck gewinnen, worum es in der Gruppenbehandlung geht. Auch die daran anschließende Auswertung der Hausaufgabe ist ein entscheidender Teil der Gesamtsitzung. Neben der Wertschätzung der Teilnehmenden, die die Hausaufgaben gemacht haben, kann hier ein guter Erfahrungsaustausch innerhalb der Gruppe angeregt werden. Gleichzeitig kann auch hier die Gruppenleitung gezielt auf Schwierigkeiten und Barrieren eingehen und bekommt eine Idee, wo in der aktuellen Sitzung angesetzt werden kann.

Erarbeitung der »theoretischen Vermittlung«. Wie oben bereits beschrieben, dient dieser Teil der Sitzung dazu, die Teilnehmenden mit Begriffen und Hintergrundwissen vertraut zu machen sowie auf die erlebnisorientierten Übungen vorzubereiten. Da auch dieser Part oft mit praktischen Übungen, Arbeitsblättern und Metaphern unterlegt ist, kann auch einmal eine gesamte Sitzung nur aus diesem Teil bestehen. Ebenso kann dieser Teil auch gänzlich wegfallen, wenn der Fokus eher auf dem nächsten Sitzungspart, der Durchführung und Auswertung erfahrungsorientierter Übungen, liegen soll.
Durchführung und Auswertung einer erfahrungsorientierten Übung. Dieser Teil bildet das Kernstück der Sitzung. Bei einer 50-minütigen Sitzung sollte für eine Übung mindestens 20 Minuten eingeplant werden. Die Übungen sollten dabei nicht zu lange erläutert werden; vielmehr sollten die Teilnehmenden möglichst schnell tätig werden, um das, was zuvor besprochen wurde, erfahrbar zu machen. Besonders für die Gruppe ist die anschließende Auswertung sehr wichtig, da sie den Teilnehmenden die Möglichkeit bietet, gegenseitig ihre Erfahrungen mit der Übung auszutauschen. Für die Gruppenleitung können hier wichtige Informationen über Schwierigkeiten und Barrieren gewonnen werden, auf die sie dann wiederum eingehen kann. In offenen Gruppensettings haben wir die Erfahrung gemacht, dass Teilnehmende, die relativ neu sind, oft nach den Übungen sagen, dass diese »komisch« gewesen seien oder »nichts gebracht« hätten. Teilnehmende, die bereits seit längerem in der Gruppe sind, können dann gut einbezogen werden, indem sie nach ihren Erfahrungen nach deren erster Übung gefragt werden und wie es ihnen jetzt mit den Übungen geht. Meist berichten diese, sich am Anfang der Behandlung ebenfalls in den Übungen unwohl gefühlt zu haben, sich mittlerweile jedoch daran gewöhnt zu haben und positive Effekte bemerken.
Festlegung einer Hausaufgabe zur Selbstübung oder Vertiefung. Dieser Part soll die Teilnehmenden dazu anregen, vom »Labor« in das »Feld« zu gehen und die neuen, in der Gruppe erlernten Fertigkeiten auszuprobieren bzw. die Themen zu vertiefen. Dabei können die Hausaufgaben sehr unterschiedlich ausfallen: Dies geht vom Ausfüllen eines Arbeitsblattes über die kreative Umsetzung von Themen bis hin zum Austesten neuer Verhaltensweisen. Zudem bilden die Hausaufgaben einen guten Marker für die Gruppenleitung, wo die einzelnen Teilnehmenden gerade stehen, mit welchen Barrieren sie zu tun haben und wo in der Gruppe weiter angesetzt werden kann.

6 Rahmenbedingungen

Das Behandlungsmanual kann speziell für offene, aber auch für geschlossene Gruppenbehandlungen im ambulanten, teilstationären und stationären Setting angewendet werden. Es handelt sich um ein störungsübergreifendes Manual, das bedeutet, die Teilnehmenden der Gruppe können unterschiedliche Störungsbilder haben. Das Manual ist aber ebenso für störungsspezifische Gruppen geeignet. Wir empfehlen, die Gruppe zweimal pro Woche à 50 Minuten stattfinden zu lassen, damit die Teilnehmenden einerseits genügend Möglichkeiten haben, die Inhalte zwischen den Sitzungen selbstständig zu üben, gleichzeitig jedoch nicht den Anschluss an den Inhalt verlieren. Da die Entwicklung des Manuals auf unseren Erfahrungen im stationären Setting basiert, möchten wir im Folgenden noch etwas ausführlicher auf die Anwendung von ACT in diesem speziellen Setting sowie im multiprofessionellen Behandlungsteam eingehen. Zum Schluss möchten wir zudem noch darauf eingehen, wie das Manual unserer Ansicht nach im Rahmen von wissenschaftlichen Untersuchungen zur Wirksamkeit von ACT angewendet werden kann.

ACT im stationären Setting

Dadurch, dass im Rahmen stationärer Behandlungen meist Patienten mit unterschiedlichen Störungsbildern in einer Gruppe behandelt werden, bietet das stationäre Setting einen guten Rahmen für die Etablierung einer ACT-Gruppentherapie. Dabei muss nicht gänzlich auf eine störungsspezifische Gruppenbehandlung verzichtet werden. Wir haben gute Erfahrungen damit gemacht, eine störungsspezifische KVT-Gruppe und eine transdiagnostische ACT-Gruppe anzubieten und die Patienten je nach Störungsbild und Vorbehandlungen einzuteilen.

Bei ACT-Gruppen im stationären Behandlungsrahmen sollte berücksichtigt werden, dass Personen in akuten Krisen in die Gruppen kommen. Für diese Patienten kann die Auseinandersetzung mit dem inneren Erleben besonders aversiv, schwierig und überfordernd sein.

Je nachdem, ob es sich um eine geschützte Station oder eine offene Station handelt, muss abgewogen werden, inwieweit die Inhalte der Gruppenbehandlung auch im Alltag der Patienten geübt werden können. Da der Stationsalltag jedoch zunächst zur Routine der Patienten gehört, schließt es sich auch auf einer geschlossenen Station nicht aus, Übungen aus der Gruppe im Stationsrahmen auszuprobieren. Beispielsweise lässt es sich auch im Patientenbadezimmer genauso gut achtsam Zähneputzen wie im Badezimmer zu Hause. Nach Möglichkeit sollte es jedoch Teil der Behandlung sein, die Patienten dazu zu motivieren, neue Erfahrungen auch außerhalb der Station in ihrem gewohnten Umfeld zu machen. Belastungssteigerungen in das häusliche Umfeld können z. B. auch an Werte geknüpft werden, die zuvor innerhalb der Gruppenbehandlung festgelegt wurden und mithilfe eines Handlungsplans (vgl. Abschn. 12.2) umgesetzt werden. In der nächsten Gruppensitzung können dann die Barrieren, die dabei möglicherweise aufgetreten sind, besprochen werden und mittels einzelner Übungen Abstand oder Akzeptanz hierzu geübt werden. Eine ACT-Behandlung im stationären Rahmen sollte sich jedoch nicht ausschließlich auf die Gruppentherapie beschränken. Gerade in diesem Setting kann das gesamte Team in die ACT-Behandlung miteinbezogen werden. Wie dies gestaltet werden könnte, wird im folgenden Abschnitt beschrieben.

ACT im multiprofessionellen Behandlungsteam

Die ACT-Gruppenbehandlung bietet sich hervorragend für die Arbeit in multiprofessionellen Teams an. Dabei sollte die Gruppentherapie den inhaltlichen Rahmen bilden, also die Vorgabe, welche Komponente des Hexaflex, z. B. Achtsamkeit, oder welcher inhaltliche Schwerpunkt, z. B. Gefühle, gesetzt werden soll. Wie genau eine Umsetzung aussehen könnte, zeigt das folgende Fallbeispiel.

Beispiel

Multiprofessionelle ACT-Behandlung

Frau M. ist eine 52-jährige Patientin, die sich in der Notaufnahme nach drängenden Suizidgedanken vorstellt. Frau M. berichtet, dass sie bereits seit drei Monaten unter anhaltend gedrückter Stimmung leide. Angefangen habe alles vor einem Jahr, als ihr Sohn, das »Nesthäkchen« in der Familie, ausgezogen sei. Danach habe sie nicht so richtig etwas mit sich anzufangen gewusst und sich in die Arbeit gestürzt. Dadurch habe sie sich über eine gewisse Zeit »über Wasser halten« können, jedoch sei sie immer wieder mit ihrem Mann in Konflikte geraten, da dieser sich mehr Zeit mit ihr gewünscht habe. Frau M. habe jedoch Sorge gehabt, dass sie diese Zeit sowieso nicht genießen könnte, da sie so viel zu tun habe. Vor drei Monaten habe sie erfahren, dass ihr Mann eine Affäre habe. Da sei ihr bewusst geworden, dass sie völlig allein sei. Von den Kindern höre sie nur sporadisch etwas, meistens habe sie den Eindruck, dass sie sich nur dann melden, wenn sie etwas von ihr wollen. Sie sei nun »totunglücklich«, müsse fast täglich weinen und verlasse kaum noch das Haus. Zur Arbeit habe sie es am Anfang noch geschafft, aber seit vier Wochen sei sie »zwangsweise« krankgeschrieben, da sich ihre Kollegen um sie Sorgen machen würden. Frau M. glaube aber, dass sie für diese nur eine Belastung sei und ihre Kollegen »eine Pause« von ihr bräuchten. Ähnliche Phasen habe die Patientin bereits in der Vergangenheit gehabt, zuletzt vor drei Jahren, als ihr Vater verstorben sei. Frau M. habe das Gefühl, sich »immer nur im Kreis zu drehen« und sich nicht mehr selbst helfen zu können. Frau M. wird zur stationären Behandlung aufgenommen und in die ACT-Gruppe eingeteilt. Nach ca. drei Wochen könnte ein typischer Tag auf Station wie folgt aussehen:

08:30 Uhr, Morgenrunde. Die Patienten werden vom Stationspersonal begrüßt und die wichtigsten Informationen für den Tag werden weitergegeben. Im Anschluss daran erfragt Schwester A. wie jeden Montag, welches werteorientierte Ziel sich die Patienten für diese Woche setzen möchten. Frau M. hat sich überlegt, dass sie diese Woche das erste Mal seit langem ihren Sohn anrufen möchte. Dies hat sie über Wochen vermieden, da sie nicht wusste, was sie ihm sagen soll und auch ein bisschen wütend auf ihn gewesen ist, da er sie einfach verlassen hat. In der Therapie hat sie gelernt, dass es ihr jedoch eigentlich wichtig ist, eine fürsorgliche Mutter zu sein. Das möchte sie nun in die Tat umsetzen.

09:00 Uhr, Yoga. Früher hat Frau M. Sport überhaupt keinen Spaß gemacht, durch die engagierte Physiotherapeutin hat sie jedoch gelernt, über ihre Grenzen zu gehen und hat gemerkt, dass ihr der Sport sogar gut tut. Inzwischen fällt es ihr beim Yoga viel leichter, sich auf ihren Atem zu konzentrieren und die Übungen gehen schon fast von allein.

10:00 Uhr, Oberarztvisite. Frau M. ist aufgeregt. In der Oberarztvisite möchte sie heute ihr Ziel für die Woche vorstellen. Herr Dr. B. fragt die Patientin, warum es ihr wichtig ist, ihren Sohn anzurufen. Frau M. beschreibt, dass es ihr früher so viel Freude gemacht hat, Zeit mit ihren Kindern zu verbringen und dass sie gerne wissen möchte, wie es ihrem Sohn geht. Sie habe sich bereits seit Wochen nicht bei ihm gemeldet. Zudem wird Frau M. gefragt, was sie denn bisher davon abgehalten habe, ihren Sohn anzurufen. Das könne Frau M. auch nicht so genau sagen. Irgendwie habe sie Angst davor; jetzt ist es schon so lange her. Was, wenn der Sohn sauer auf sie ist? Frau M. geht etwas verunsichert aus der Visite.

13:00 Uhr, ACT-Gruppe. In der vergangenen Woche hat sich Frau M. in der Gruppe mit ihren Werten auseinandergesetzt und ist somit darauf gekommen, ihren Sohn mal wieder anrufen zu wollen. Jetzt zweifelt sie. In der Gruppe geht es heute um den Umgang mit Gedanken. Frau M. stellt fest, dass ihr Verstand ihr die ganze Zeit versucht, Ratschläge zu geben: »Ruf deinen Sohn lieber nicht an, der ist bestimmt enttäuscht von dir!«, »Was, wenn er gar keine Zeit hat, mit dir zu telefonieren? Du störst sicher nur!«, »Der interessiert sich doch gar nicht für dich, sonst hätte er sich ja mal längst gemeldet!« Frau M. kennt diese Gedanken bereits. Diese waren auch der Grund, warum sie das Telefonat, was sie eigentlich schon so lange führen möchte, immer aufgeschoben hat. In der Gruppe geht es darum, diese Gedanken einmal zu beobachten. Das fällt Frau M. nicht schwer, obwohl es ganz schön wehtut, sich das alles von ihrem Verstand anzuhören. Nun sollen alle in der Gruppe diese Gedanken wie eine Filmfigur laut sagen. Frau M. entscheidet sich für Darth Vader, der klingt genauso fies, wie sich ihre Gedanken anfühlen. Auf einmal muss sie lachen. Wie bescheuert sich das doch anhört.

15:00 Uhr, Ergotherapie. Auch in der Ergotherapie geht es heute um den Umgang mit den Gedanken. Die Ergotherapeutin Frau M. hat Ton vorbereitet: »Heute möchte ich Sie bitten, dass Sie Ihren Verstand einmal als ein Wesen darstellen. Überlegen Sie einmal, wie Ihr Verstand wohl aussehen würde?« Frau M. beginnt den Ton zu schlagen und zu kneten. So richtig weiß sie noch nicht, was daraus werden soll. Am Ende der Gruppe stellen alle »ihren Verstand« vor. Frau M. muss wieder lachen. Irgendwie sieht ihr Verstand gruselig aus: Ein Wesen mit vielen tentakelähnlichen Armen und überall Zacken. Gleichzeitig kann er ihr gar nichts anhaben, so wie er jetzt vor ihr liegt. Frau M. ist wieder entschlossen: »Morgen rufe ich meinen Sohn an, da kann mein Verstand sagen, was er will.«

16:00 Uhr, Achtsamkeitsspaziergang. Heute leitet Schwester T. den Spaziergang an. Einmal quer über das Gelände. Frau M. erinnert sich an ihren ersten Spaziergang: Sie wusste nicht, was das bringen soll, einfach so über das Krankenhausgelände zu laufen. Sie war mit den Gedanken ganz woanders – bei ihrem Mann, ihren Kindern, der Arbeit. Da hat sie es ganz schön bereut, dass sie in die Klinik gegangen ist. Inzwischen ist dies eine ihrer Lieblingsübungen. In den vergangenen Wochen hat sie so viel auf dem Gelände entdeckt, was ihr vorher niemals aufgefallen wäre. »Meine Zeit für mich!«, denkt sich Frau M. Immer mal wieder kommen Gedanken an das Telefonat auf, Zweifel und Angst. Da fällt Frau M. wieder Darth Vaders Stimme ein; wieder muss sie innerlich lachen und wendet sich weiter dem achtsamen Hören zu.

18:00 Uhr, Abendrunde. »Gab es etwas, was für Sie heute wichtig gewesen ist?«, fragt Schwester K.; Frau M. überlegt. Sie hat heute das erste Mal ihrem Verstand ins Gesicht schauen können. Dabei hat sie gemerkt, dass das zwar nicht schön war, dass der ihr aber eigentlich auch nichts tun kann. Sie erinnert sich noch einmal an ihr Ziel für die Woche: »Morgen rufe ich meinen Sohn an, davon wird mich Darth Vader auch nicht abhalten.«

Einsatz des Manuals in der Forschung

Wie in Abschnitt 3.1 beschrieben, wird an bisherigen Studien, die die Wirksamkeit von ACT untersucht haben, oft kritisiert, dass diese nicht den gleichen methodischen Standards genügen wie die KVT. Ein Teil dieser Kritik geht aus dem Aspekt hervor, dass nicht klar wird, was genau innerhalb der Studientherapien gemacht wird. Es kann also nicht genau gesagt werden, ob die ACT-Therapie zweier Studien inhaltlich vergleichbar gewesen ist oder nicht. Unter anderem durch die Anwendung eines Manuals kann eine Standardisierung geschaffen werden, die eine Vergleichbarkeit von Studien untereinander erlaubt. Gleichzeitig ist ACT jedoch nicht als standardisierte Session-by-Session-Therapie konzipiert, sondern soll flexibel angewendet werden. In diesem Manual haben wir versucht, beide Ansprüche, Standardisierung und Flexibilität, miteinander zu vereinbaren. Wenn dieses Behandlungsmanual in Forschungskontexten eingesetzt werden soll, empfehlen wir die in Kapitel 5 aufgeführte Struktur einzuhalten. Ansonsten kann dieses Manual genauso wie jedes andere Gruppentherapiemanual eingesetzt werden. Bei Fragen können die Autorinnen gern kontaktiert werden.

7 Modul 1: Gegenwärtigkeit – Achtsamkeit

Schwerpunkte des Moduls:
- Lernen, was Achtsamkeit ist und was nicht
- Wahrnehmung mit den fünf Sinnen üben
- Wahrnehmung innerer Prozesse üben

Achtsamkeit stellt ein Basiswerkzeug der Akzeptanz- und Commitmenttherapie dar und fließt in jedes der fünf weiteren Hexaflex-Module mit ein. Es bietet sich allerdings auch an, in einzelnen Sitzungen gänzlich auf Achtsamkeit zu fokussieren, um zum einen die Gruppe erfahren zu lassen, was es bedeutet, seinen Autopilotenmodus zu verlassen und gegenwärtig für den Moment zu sein, sowie formelle Achtsamkeitsübungen zu trainieren und Input für die informelle Praxis zu erhalten. Beispiele zu formellen Achtsamkeitsübungen finden sich in Eifert (2011, S. 56). Zum anderen ist das Fokussieren auf Achtsamkeit auch wichtig, um Achtsamkeit von anderen Verfahren, wie z. B. klassischen Entspannungsübungen, mit denen einige Personen vielleicht schon vertraut sein werden, abzugrenzen. Im Anschluss daran sollen sowohl die bewusste Wahrnehmung der Umwelt sowie des eigenen inneren Erlebens geschult werden.

7.1 Möglichkeiten der theoretischen Vermittlung

Was ist Achtsamkeit und was nicht?

Was Achtsamkeit eigentlich bedeutet, kann am besten anhand von eigenen Beispielen der Teilnehmenden erarbeitet werden. Dabei ist es wichtig, dass die Gruppenleitung darauf achtet, für bestimmte »Mythen« aufmerksam zu sein und diese nach Möglichkeit zu widerlegen. Auch in diesem Modul ist es zentral, dass das Üben von Achtsamkeit stets im Vordergrund steht.

Tabelle 7.1 bietet eine stichwortartige Übersicht über Fakten und Charakteristika von Achtsamkeit und, gegenübergestellt, eine Abgrenzung zu anderen Konzepten.

Tabelle 7.1 Was Achtsamkeit ist und nicht ist (n. Wengenroth, 2012)

Achtsamkeit	Mythen oder »Was Achtsamkeit nicht ist«
Wahrnehmen und Beobachten	Entspannung
Im Hier und Jetzt/Gegenwärtigkeit	Ruhe
Erleben	Stillstand
Annehmen	Eine Strategie zur Kontrolle oder Vermeidung
Nicht Reagieren	Bewerten
Bewertungen wahrnehmen	Ein Allheilmittel
Prozess	Etwas, das man können muss
Üben	Therapiekram
Alltagstauglich	

Um in die Thematik des Moduls einzuführen, wird ein Beispiel aus dem Alltag der Teilnehmenden verwendet, das verdeutlicht, was es bedeutet, sich im sog. Autopilotenmodus zu befinden.

Dialog

GL: Wer von Ihnen hat eine typische Morgenroutine? Können Sie einmal beschreiben, wie diese genau abläuft?

TN 1: Also eigentlich immer gleich: Ich stehe auf, gehe ins Bad, dusche, putze mir die Zähne, mache mir einen Kaffee und fahre zur Arbeit.

GL: Das hört sich so an, als ob ihre morgendliche Routine fast schon automatisch abläuft.

TN 1: Ja genau.

GL: Und ist es Ihnen dann auch schon einmal so gegangen, dass Sie gar nicht mehr genau wussten, was Sie taten?

TN 2: Bei mir war das letztens so, dass ich in der Küche stand, um zu frühstücken und gar nicht mehr wusste, ob ich mir nun schon die Zähne geputzt hatte oder nicht.

TN 3: Bei mir war es erst letztens so, dass ich einfach an meiner Haltestelle vorbeigefahren bin, weil ich mit den Gedanken schon auf der Arbeit war.

GL: Das, was Sie da alle gerade beschrieben haben, kann man auch als Autopilotenmodus bezeichnen. Der ist eigentlich sehr praktisch. Wir müssen über bestimmte Dinge gar nicht lange nachdenken, sondern tun diese einfach. Können Sie sich auch vorstellen, was Nachteile hiervon sein könnten?

TN 1: Mir macht das manchmal ganz schönen Stress, wenn ich mir selbst immer schon einen Schritt voraus bin.

GL: Genau, das kann manchmal auch anstrengend sein. Das Gegenteil vom Autopilotenmodus ist die bewusste Wahrnehmung des Moments. Das nennt man auch Gegenwärtigkeit oder Achtsamkeit.

Im Anschluss hieran wird die Gruppe aufgefordert, in Kleingruppen von zwei bis drei Personen alles zu sammeln, was sie bereits über Achtsamkeit gehört haben und was sie sich vorstellen können, was Achtsamkeit bedeuten könnte. Danach werden die wichtigsten Aspekte in der Großgruppe zusammengefasst. Die Gruppenleitung achtet hierbei auf Mythen (Tab. 7.1) und ergänzt die gesammelten Merkmale. Zudem ist den Teilnehmenden zu vermitteln, dass es sich bei Achtsamkeit um einen Prozess handelt, den es vor allem im Alltag zu üben gilt.

Ein weiterer wichtiger Aspekt von Achtsamkeit, der vertieft wird, ist das Nicht-Bewerten. Hierbei gilt es folgende Punkte zu beachten:

- Bewertungen werden von unserem Verstand produziert.
- Bewertungen können hilfreich sein; sie können uns z. B. vor Gefahren schützen.
- Bewertungen können uns aber auch daran hindern, Dinge zu tun, die uns wichtig sind, da aufgrund von Bewertungen evtl. Gefühle wie Angst, Scham, Unsicherheit usw. entstehen können.

- Bewertungen richten sich nicht nur nach außen, sondern betreffen auch unser inneres Erleben.
- Bewerten ist nicht verboten, es sollte jedoch geübt werden, achtsam für Bewertungen zu werden und schrittweise zu versuchen, wahrzunehmen ohne zu bewerten.

Äußere vs. innere Achtsamkeit

Um eine Orientierung für die Ausrichtung der Achtsamkeitspraxis zu geben, eignet sich die Unterscheidung zwischen äußerer vs. innerer Achtsamkeit. Dabei bezieht sich die äußere Achtsamkeit auf das Wahrnehmen nach außen, also mithilfe der fünf Sinne. Nach innen gerichtete Achtsamkeit bezieht sich auf das eigene innere Erleben, wie das Beobachten von Gedanken, Gefühlen, Körperempfindungen und Impulsen im Hier und Jetzt (vgl. Wengenroth, 2012). Praktische Übungen sollten daher stets nach innen und nach außen gerichtet werden. Dabei können die Übungen innerhalb der Sitzungen auf einen der beiden Anwendungsbereiche fokussiert werden oder anhand unterschiedlicher Übungen kombiniert werden. Die Ausrichtung der Übung, nach innen oder außen, sollte dabei benannt werden. Um das Verständnis für innere und äußere Achtsamkeit zu vertiefen, wird in der Gruppe sowie im Rahmen der Hausaufgaben das Arbeitsblatt AB 7.1 verwendet.

!

Vorgegebene Achtsamkeitsübungen können einen guten Einstieg geben und zur Orientierung genutzt werden. Natürlicher und flexibler ist es jedoch, wenn die Übungen von der Gruppenleitung frei vorgetragen werden. Dadurch kann die Gruppenleitung die Gruppenmitglieder besser im Blick behalten. Im Anschluss kann die Gruppenleitung beobachtetes Vermeidungsverhalten während der Achtsamkeitsübung rückmelden.

7.2 Sammlung erlebnisorientierter Übungen

Achtsamkeits-Parcours (5 Sinne)

Beim Achtsamkeits-Parcours handelt es sich um eine außenorientierte Übung, bei welchem in der Natur alle fünf Sinne strukturiert und einzeln trainiert werden. Dabei handelt es sich nicht um eine Genussübung, sondern um nach außen gerichtetes Achtsamkeitstraining.

Ein Achtsamkeits-Parcours kann theoretisch überall durchgeführt werden. Mögliche Strecken sind die Folgenden:

- Kräutergarten, Blumenfeld, intensive Naturelemente mit Gerüchen
- Strecke mit Zugang zu Materialien, die mit Sehen gut erkundet werden können: Häuser, Muster an Wänden, verschiedene farbige Objekte
- Strecke mit Zugang zu Geräuschen: Baulärm, Autos, Unterhaltungen von Menschen

- Strecke mit verschiedenen Materialien zum Anfassen und Fühlen, barfuß oder mit den Händen tastbar, wie Sand, Holz, Pflasterstein, Gras
- Station mit Essen und Trinken in verschiedenen Variationen

Falls die Übung nicht außerhalb der Sitzungsräume stattfinden kann, ist es auch möglich, einen Achtsamkeits-Parcours in den Räumlichkeiten der Gruppensitzungen durchzuführen. Dabei bringt die Gruppenleitung selbst Materialien mit, die die fünf Sinne ansprechen. Alternativ können die Gruppenmitglieder Materialien mit in die Sitzung bringen.

Instruktion für die einzelnen Etappen des Parcours:

- Riechen Sie an verschiedenen Kräutern und Blumen. Lassen Sie sich sehr viel Zeit. Machen Sie die Augen dabei zu. Beobachten Sie, wie Sie die Gerüche wahrnehmen. Beschreiben Sie, was Sie riechen. Versuchen Sie dabei auf Bewertungen und Assoziationen zu achten. Sollten Sie mit Ihren Gedanken abdriften, dann bemerken Sie dies und holen Sie sich wieder zum Riechen zurück.
- Wandern Sie mit Ihren Augen über die Dinge und Gegenstände. Beschreiben Sie alles, was Sie sehen. Geben Sie auf Bewertungen und Assoziationen Acht. Sollten Sie mit Ihren Gedanken abdriften, dann bemerken Sie dies und holen Sie sich wieder zum Sehen zurück.
- Machen Sie Ihre Ohren ganz weit auf. Lassen Sie sich auf alle Geräusche ein, wenden Sie sich nicht ab. Achten Sie auf Bewertungen und Impulse. Versuchen Sie alle Geräusche, auch ganz weite und leise, zu hören. Schließen Sie hierfür wieder die Augen. Sollten Sie mit Ihren Gedanken abdriften, dann bemerken Sie dies und holen Sie sich wieder zum Hören zurück.
- Gehen Sie die Strecke barfuß oder nutzen Sie Ihre Hände. Achten Sie darauf, was Ihr Verstand sagt, wenn ich »barfuß« sage. Trauen Sie sich, seien Sie mutig und machen Sie die Übung. Beschreiben Sie alles, was Sie an den Füßen und Händen spüren. Geben Sie auf Bewertungen und Assoziationen Acht. Beobachten Sie, wenn Sie abdriften. Holen Sie sich dann wieder zur Übung zurück. Gehen Sie ganz langsam vor, vermeiden Sie nichts.

Beobachter-Übung (inneres Erleben)

Nach innen gerichtete Übungen fokussieren stets das Beobachten von innerem Erleben im Hier und Jetzt. Dabei können verschiedene Variationen angewendet werden. Die Instruktion sollte jedoch stets die Charakteristika von Achtsamkeit beinhalten, d.h. Wahrnehmen, Beobachten, im Hier und Jetzt bleiben und nicht verändern (vgl. Wengenroth, 2012). Dabei wird der Fokus auf das innere Erleben, also auf Gedanken, Gefühle, Körperempfindungen oder Impulse, gelenkt. Wir haben dazu eine eigene Übung in Anlehnung an die Beobachter-Übung von Wengenroth (2012) entwickelt.

Beobachter-Übung

Setzen Sie sich aufrecht hin. Stellen Sie die Beine auf den Boden, um Stabilität zu haben. Wenn Sie abgelenkt werden, kommen Sie wieder zurück zur Übung, Sie können jederzeit wieder einsteigen. Wenn Sie wegdriften oder bevor Sie dem Impuls nachgeben abzubrechen, drücken Sie fest Ihre Beine auf den Boden. Schließen Sie jetzt die Augen oder fixieren Sie einen Punkt auf dem Boden. Beginnen Sie, Ihren Atem zu beobachten. PAUSE. Wo im Körper spüren Sie etwas? Legen Sie ihre Hand an die Stelle, an der Sie am stärksten etwas spüren. PAUSE. Welche Empfindungen im Körper können Sie wahrnehmen? PAUSE. Welches Gefühl können Sie wahrnehmen? PAUSE. Beobachten Sie es. Wenden Sie sich nicht ab. Lassen Sie es da sein. PAUSE. Gibt es Impulse, etwas zu tun oder zu lassen? PAUSE. Gehen Sie dem Impuls nicht nach. Beobachten Sie ihn lediglich. PAUSE. Bestimmt hat sich bereits Ihr Verstand gemeldet. Welche Gedanken können Sie wahrnehmen? PAUSE Vielleicht Bewertungen der Übungen, Planungen, Vergangenes. PAUSE. Vertiefen Sie das Denken nicht, beobachten Sie die Gedanken nur, lassen Sie sie fließen. PAUSE. Nehmen Sie sich jetzt noch etwas Zeit, um frei zu beobachten, was auftaucht, was da ist, ohne etwas zu tun. PAUSE: MIND. 30 SEK. Kommen Sie langsam zurück in den Raum. Bewegen Sie sich ein wenig. Machen Sie in Ihrem Tempo die Augen auf. Schauen Sie sich im Raum um.

Die obige Anleitung kann in unterschiedlichen Varianten, angepasst an die Bedürfnisse und Themen, durchgeführt werden. Beispiele für Variationen:

- **Achtsames Atmen.** Die hier beschriebene Variation haben wir in Anlehnung an »Achtsames Atmen« nach Wengenroth (2012, S. 139) sowie Achtsames Wahrnehmen des Atems (Harris, 2011, S. 258) erstellt. Die Fokussierung des Atems stellt häufig den Beginn einer Achtsamkeitsübung dar und kann als Anker betrachtet werden. In der Variation wird der Fokus zu Beginn stärker und länger auf den Atem gelenkt. Dabei ist es wichtig, durch den Atem nicht das innere Erleben, also Gedanken, Gefühle, Körperempfindungen oder Impulse, zu verändern.
  »Beobachten Sie, wie Sie ein- und ausatmen. Wie die Luft ein- und ausströmt. Welche Veränderungen Sie im Körper bemerken. Verändern Sie nicht Ihren Atem, beobachten Sie ihn einfach.« Weitere Möglichkeiten, mit dem Atem zu arbeiten, finden sich in Huppertz (2011).
- **Ein Gefühl wahrnehmen.** Dabei wird in der Instruktion der Teil der Wahrnehmung von Gefühlen ausgedehnt und um Strategien zum Annehmen (vgl. Kap. 10) ergänzt. Die Formulierungen sind angelehnt an die akzeptanzorientierte Übung »Emotionen akzeptieren« von Harris (2011, S. 222).
  »Wo nehmen Sie das Gefühl wahr? Legen Sie Ihre Hand darauf. PAUSE. Welche Form hat das Gefühl? PAUSE. Ist es eher kalt oder warm? PAUSE. Welcher Impuls kommt bei dem Gefühl auf? PAUSE. Lassen Sie es da sein. Lassen Sie das Gefühl sich ausdehnen. Lassen Sie die Grenzen weich werden.«

- **Körperreise.** Dabei werden die Beobachtungen von Körperempfindungen ausgedehnt. Die Körperreise (vgl. Huppertz, 2011) kann im Stehen an der Wand, im Liegen oder im Sitzen erfolgen. Dabei ist wichtig zu betonen, dass die Übung keine Entspannungsübung ist. Des Weiteren sollte auf mögliche Impulse, etwas zu vermeiden oder etwas zu verändern, eingegangen werden.
  »Wo im Körper spüren Sie etwas? Legen Sie Ihre Hand dorthin. PAUSE. Welche Empfindung können Sie wahrnehmen? Beobachten Sie sie, verändern Sie sie nicht. PAUSE. Wo im Körper spüren Sie noch etwas? Wandern Sie mit Ihrem Fokus dorthin. Betrachten Sie Ihre Empfindungen. Was können Sie beobachten? PAUSE. Wandern Sie Ihren Körper entlang, lassen Sie dabei nichts aus. Beobachten Sie, was Sie wahrnehmen können. PAUSE 2 MIN.«
- **Gedanken beobachten.** Diese Variation orientiert sich an den Übungen »Gedanken beobachten« von Harris (2011, S. 202) sowie Wengenroth (2012, S. 110). Dabei wird der Fokus auf das Beobachten von gedanklichen Prozessen und der Funktionsweise des Verstandes gelegt (vgl. Wengenroth, 2012). Diese Fokussierung eignet sich besonders in Verbindung mit Defusion (vgl. Kap. 9). Dabei können verschiedene imaginierte Bilder als Unterstützung genutzt werden.
  »Bestimmt hat sich bereits Ihr Verstand gemeldet. Nehmen Sie wahr, dass dieser immer läuft. PAUSE. Was sagt er gerade zu Ihnen? Bewertet er, plant er, analysiert er oder denkt er über Vergangenes nach? PAUSE. Beobachten Sie den Fluss Ihres Denkens. PAUSE.«

7.3 Therapeutische Hausaufgaben

Achtsamkeit trainieren – Arbeitsblatt

Das Arbeitsblatt eignet sich einerseits als Wiederholung und Zusammenfassung zu äußerer und innerer Achtsamkeit. Andererseits dient es auch als therapeutische Hausaufgabe, indem es zur Beobachtung und Reflexion der eigenen Achtsamkeit genutzt wird. Beim Üben können die Erfahrungen und Beobachtungen zudem protokolliert werden (vgl. AB 7.1).

Innere und äußere Achtsamkeit üben

Die Teilnehmenden werden angehalten, die Übungen der Sitzung zu wiederholen. In der Sitzung sollte daher stets eine Übung durchgeführt werden, entweder nach außen oder nach innen gerichtet. Als therapeutische Hausaufgabe eignet sich einerseits die reine Wiederholung der Übung, bspw. der Parcours oder die Beobachter-Übung, andererseits die Ausweitung der Achtsamkeitspraxis auf den Alltag. Dafür soll sich jede Person eine Alltagstätigkeit aussuchen, z. B. Zähneputzen, Einkaufen, Duschen, bei welcher Achtsamkeit nach außen praktiziert wird. Beispiele für die informelle Achtsamkeitspraxis finden sich in Harris (2011, S. 273). Die Schwierigkeit kann gesteigert werden, indem mehrere und schwierigere Aktivitäten achtsam durchgeführt werden sowie die Beobachterübung täglich in den Alltag integriert wird. Zur Erinnerung und Selbstbeobachtung wird das Arbeitsblatt 7.1 genutzt.

7.4 Mögliche Schwierigkeiten und Lösungsvorschläge

Das achtsame Wahrnehmen, sowohl nach außen als auch nach innen gerichtet, kann für einige Personen nicht nur ungewohnt sein, sondern auch Expositionscharakter haben. Die Gruppenleitung sollte daher stets aufmerksam für Vermeidungs- und Kontrollstrategien sein und die Teilnehmenden ermutigen, die Achtsamkeitsübungen nach den zuvor besprochenen Charakteristika durchzuführen.

Typische Muster und Lösungsvorschläge

- Achtsamkeit als Genusstraining oder Entspannungsübung:
  Verhaltens-/Gedankenmuster. »Ich konnte mich gar nicht entspannen. Endlich bin ich mal zur Ruhe gekommen, im Stress schaffe ich das ja gar nicht. Die Übung draußen habe ich richtig genossen, die Kräuter haben mir so gut gefallen. Nach der Übung bin ich jetzt noch unruhiger als zuvor.«
  Lösungsvorschlag. Patienten sollen Achtsamkeit nicht mit Entspannung oder Genuss verwechseln. In diesen Momenten kann nochmals an die erarbeiten Charakteristika erinnert werden. Des Weiteren können in der Instruktion bereits Formulierungen wie »wach und präsent« und »aufrecht« sowie »nicht zum Entspannen oder einschlafen« genutzt werden. Des Weiteren empfehlen wir keine liegenden oder zu bequemen Positionen zum Üben, falls eine Neigung zu Vermeidung, Genuss oder Entspannung bestehen könnte.
- Vermeidung bei innerer Achtsamkeit
  Verhaltens-/Gedankenmuster. »Ich will diese Gefühle/Gedanken/Körperempfindungen aber nicht haben, warum soll ich sie dann beobachten? Mir geht es viel besser, wenn ich mich ablenke! Wenn ich meine Gefühle/Gedanken/Körperempfindungen beobachte, dann werde ich das nicht aushalten!
  Lösungsvorschlag. Dieses Muster sollte behutsam aufgedeckt und reduziert werden, um neue Erfahrungen zu machen. Dabei können vorsichtig Fragen gestellt werden, die weder zu konfrontativ, noch zu bewertend sind: »Was ist das jetzt? Ein Gedanke? Ein Gefühl? Eine Körperempfindung? Ein Impuls? Was konnten Sie beobachten? Wie haben Sie darauf reagiert? Wo im Körper haben Sie etwas gespürt? Wie hat es sich angefühlt? Was hat Ihr Verstand dazu gesagt? Was war Ihr Impuls? Des Weiteren kann an dieser Stelle Bezug zur Kreativen Hoffnungslosigkeit (vgl. Abschn. 10.1.1) hergestellt werden.
- Impulsivität
  Verhaltens-/Gedankenmuster. »Ich merke gar nicht, was ich tue. Meistens passiert es einfach ganz automatisch. Ich merke erst hinterher, was passiert ist. Manchmal sogar erst, wenn mich jemand darauf anspricht. Dann ärgere ich mich über mich«.

Lösungsvorschlag. Hier kann Bezug zum Autopiloten-Modus genommen werden: »Im Autopiloten-Modus sind wir häufig, gleichzeitig ist dies gefährlich. Stellen Sie sich vor, Sie sind auf dem Weg zur Arbeit mit dem Fahrrad. Wo sollte Ihre Aufmerksamkeit sein, bei den Gedanken oder dem Fahren des Fahrrads und dem Beobachten des Verkehrs? Was machen Sie, wenn Sie Bauchschmerzen haben? Aha, eine Tablette nehmen. Was müssen Sie vorher tun, um zu entscheiden, ob Sie eine Tablette nehmen müssen? Genau, Sie müssen die Körperempfindung wahrnehmen und beobachten. Was passiert, wenn Sie das nicht machen? Genau, Sie folgen einem Handlungsimpuls, ohne vorher darüber nachzudenken. Was könnte die Gefahr dabei sein, wenn man dem Handlungsimpuls folgt, ohne die Gedanken vorher wahrzunehmen?«

7.5 Benötigte Materialien/Arbeitsblätter

- AB 7.1 Achtsamkeit trainieren
- Materialien oder Zugang zu folgenden Orten:
  - Kräutergarten, Blumenfeld, intensive Naturelemente mit GerüchenStrecke mit Zugang zu Materialien, die mit Sehen gut erkundet werden können: Häuser, Muster an Wänden, verschiedene farbige Objekte
  - Strecke mit Zugang zu Materialien, die mit Sehen gut erkundet werden können: Häuser, Muster an Wänden, verschiedene farbige ObjekteStrecke mit Zugang zu Geräuschen: Baulärm, Autos, Unterhaltungen von Menschen
  - Strecke mit Zugang zu Geräuschen: Baulärm, Autos, Unterhaltungen von MenschenStrecke mit verschiedenen Materialien zum Anfassen und Fühlen Barfuß oder mit den Händen tastbar, wie z. B. Sand, Holz, Pflasterstein, Gras
  - Strecke mit verschiedenen Materialien zum Anfassen und Fühlen Barfuß oder mit den Händen tastbar, wie z. B. Sand, Holz, Pflasterstein, GrasStation mit Essen und Trinken in verschiedenen Variationen
  - Station mit Essen und Trinken in verschiedenen Variationen

Auf der linken Seite des Arbeitsblattes befinden sich die Kernaspekte innerer und äußerer Achtsamkeit. Wählen Sie jeweils einen Aspekt aus (z.B. Schmecken und Gedanken), den Sie bis zur kommenden Gruppensitzung fokussieren wollen. Berücksichtigen Sie dabei die Hinweise unter »Achtsamkeit trainieren« und notieren Sie Ihre Erfahrungen.

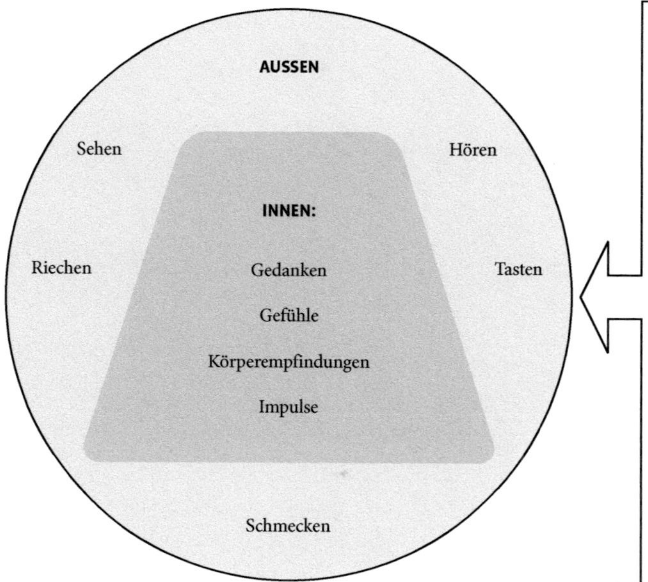

Achtsamkeit trainieren:

Ich nehme wahr

Ich beobachte

Ich reagiere nicht

Ich bewerte nicht

Ich bleibe im Hier und Jetzt

Ich übe

Meine Erfahrungen:

....

....

....

....

....

....

8 Modul 2: Flexibles Ich – Selbst als Kontext

Schwerpunkte des Moduls:

- Beobachterselbst kennenlernen
- Sich von seinem Selbstbild distanzieren
- Perspektivwechsel und Flexibilität im Selbst ermöglichen
- Einen freundlicheren Umgang mit dem Selbst entwickeln

Im Rahmen dieses Moduls werden unterschiedliche Fertigkeiten zur Flexibilität bezogen auf den Umgang mit sich selbst trainiert. Der Prozess soll vor allem in Übungen und Bildern erfahrbar gemacht werden. Bei allen Metaphern und Übungen geht es vor allem um die Erfahrung der Person, sich selbst als Wahrnehmenden des eigenen inneren Erlebens zu erleben. Während der Übung kann sich die Person als Wahrnehmender beobachten, dies wird das Beobachter-Selbst genannt. Es steht im Kontrast zu dem sich stets verändernden Erleben, welches beobachtet wird von der Person (vgl. Harris, 2011, S. 281). Dieser Kontrast wird anhand von Metaphern versinnbildlicht und im Rahmen von Übungen vertieft.

Als Selbstkonzept verstehen wir alle Bewertungen, Aussagen, Vorstellungen, Bilder, Einstellungen und Gedanken einer Person über sich selbst (vgl. Wengenroth, 2012, S. 155). Diese beginnen meist sprachlich mit »Ich bin …« und haben oft eine besondere Bedeutung für uns. Wir orientieren uns an ihnen, wir leiten unser Handeln von ihnen ab, wir nutzen sie als Entscheidungshilfe und identifizieren uns leicht mit ihrem Inhalt. Des Weiteren beeinflussen sie unser inneres Erleben und können schnell zur Barriere werden. Beispielsweise kann die Identifikation mit dem Selbstbild, »eine Versagerin« zu sein, zum einen verhindern, auf einen Wert zuzugehen, wie z. B. »beruflich erfolgreich zu sein« oder »sich sportlich herauszufordern«. Zum anderen kann eine solche Identifikation den Impuls auslösen, sich selbst dafür die Schuld zu geben oder sich zu bestrafen.

Aus unserer Erfahrung haben die meisten Patienten einen guten Zugang zu ihrem Selbstkonzept, vor allem zu den negativ bewerteten Inhalten. Die unten beschriebene erlebnisorientierte Übung »Interview mit dem Selbst« haben wir angelehnt an Fragen eines Arbeitsblattes von Hayes und Smith (2007) und in ein Interview als Gruppenübung umgestaltet. Das Interview soll dazu dienen, die Teilnehmenden dabei zu unterstützen, Kontakt zu dem eigenen Selbstbild herzustellen und Inhalte des Selbstkonzeptes zu erkennen. Da es jedoch nicht darum geht, ein positives Selbstbild aufzubauen oder einen besseren Selbstwert zu bekommen, ist es wichtig, positiven sowie negativen Inhalten die gleiche Haltung gegenüber zu entwickeln. Das bedeutet auch, dass Gedanken über sich selbst nicht umstrukturiert werden.

Fokus dieses Moduls stellen daher der Wechsel der Perspektive sowie die Entwicklung einer anderen Haltung gegenüber sich selbst dar. Von der Identifikation mit dem eigenen Selbstbild, welches durch den Verstand, die eigene Geschichte und Vorstellungen von sich selbst geprägt ist, hin zu einer beobachtenden Perspektive auf sich selbst, das Erleben und der eigenen Lebensgeschichte. Der Begriff »Beobachter-Selbst« beschreibt daher die Fähigkeit, von einer beobachtenden Perspektive aus auf sich selbst, seine Gedanken, Gefühle und Körperempfindungen, seine eigene Geschichte und das Selbstbild zu schauen (vgl. Eifert, 2011, S. 22). Die Haltung ist dabei freundlich und mitfühlend (Eifert, 2011, S. 63). Die Übungen in diesem Modul zielen daher darauf ab, eine mitfühlende Haltung sowie einen freundlicheren Umgang gegenüber sich selbst erfahrbar zu machen.

!

In diesem Modul geht es nicht darum, ein positives Bild von sich zu entwickeln, klassische Übungen zu selbstsicherem Auftreten einzuüben oder positive Eigenschaften von sich benennen zu können. Es geht darum, sich selbst mit all seinen Facetten und aus unterschiedlichen Perspektiven wahrzunehmen und sich dabei von einem starren Selbstbild zu lösen. Die Schwerpunkte und die Herangehensweise unterscheiden sich daher größtenteils von Inhalten und Techniken, die aus Ressourcenaufbau, positiver Psychologie, sozialem Kompetenztraining oder Arbeit an Selbstwertsteigerung bekannt sind.

8.1 Möglichkeiten der theoretischen Vermittlung

Die meisten Teilnehmenden kommen mit den Erwartungen in die Gruppe, ein besseres Selbstwertgefühl, mehr Selbstbewusstsein oder ein positives Selbstbild zu bekommen. In der theoretischen Vermittlung widmen wir uns daher den Vorstellungen der Mitglieder von ihrem eigenen Selbst sowie deren Zusammenhang mit ihrem Handeln.

8.1.1 Mein Selbstkonzept und mein Handeln

Das Selbstkonzept hat einen beachtlichen Einfluss auf unser Handeln, d.h. auch auf die Entscheidung, ob wir werteorientiert handeln (vgl. Kap. 12) oder andere Verhaltensweisen zeigen, wie bspw. impulsives, kämpfendes, vermeidendes, passives oder gewohntes Verhalten. Der folgende Dialog stellt eine Kombination aus Psychoedukation und Integration von Beispielen aus der Gruppe dar.

Dialog

GL: Als Selbstkonzept verstehen wir alle Bewertungen, Aussagen, Vorstellungen, Bilder, Einstellungen und Gedanken über uns selbst. Diese bemerken wir meist mit Sätzen unseres Verstandes, die mit »Ich bin …« beginnen, also bspw. »Ich bin dick, ich bin zu doof, ich bin mädchenhaft, ich bin eine Versagerin«. Wenn ich mit diesen Aussagen verschmolzen bin, dann können diese sogar mein Verhalten beeinflussen. Das bedeutet, dass ich Dinge, die mir eigentlich wichtig sein könnten, vermeide, weil ich glaube, dass diese einfach so nicht zu mir passen. Also vermeide ich z. B., zum Sport zu gehen, mich auf eine interessante Stelle zu bewerben, verstecke mich zuhause oder kämpfe gegen mein Spiegelbild an. *[Zeigt auf die Abbildung am Flipchart (vgl. Abb. 8.1).]* Was denken Sie von sich? Und welche Gedanken und Bilder über Sie selbst machen es Ihnen schwer? Was ist Ihr Selbstkonzept?

TN 1: Ich empfinde mich immer als Angsthase. Nichts schaffe ich, weil ich immer Angst vor allem habe.

TN 2: Ich war schon immer ein schüchterner Typ. Ich kann daher keine Männer ansprechen.

TN 3: Bei mir ist es so, dass ich immer, wenn ich rausgehen möchte, denke, »du bist ja so dick und hässlich, wie so eine dicke runde Tomate«, dass ich dann wieder umkehre.

In Abb. 8.1 ist das Flipchart passend zur theoretischen Vermittlung von Selbstkonzept und Handeln abgebildet. Die wichtigsten Aussagen aus der Gruppe werden dabei am Flipchart unter der Abbildung gesammelt.

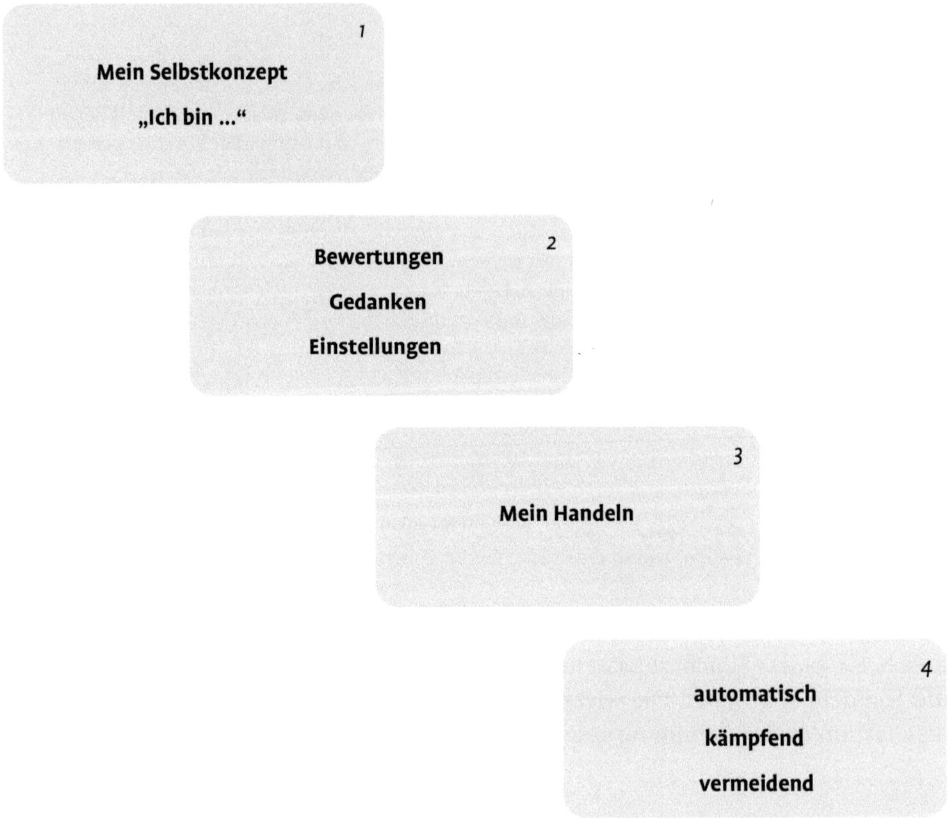

Abbildung 8.1 Selbstkonzept und Handeln

8.1.2 Beobachterselbst und Selbstmitgefühl

Neben der Einführung in das Selbstkonzept werden die beiden angestrebten Alternativen dazu, das Beobachten des eigenen Erlebens als Prozess sowie Mitgefühl mit sich selbst, vorgestellt. Auch dies lässt sich am besten gemeinsam mit den Teilnehmenden am Flipchart erarbeiten (vgl. Abb. 8.2)

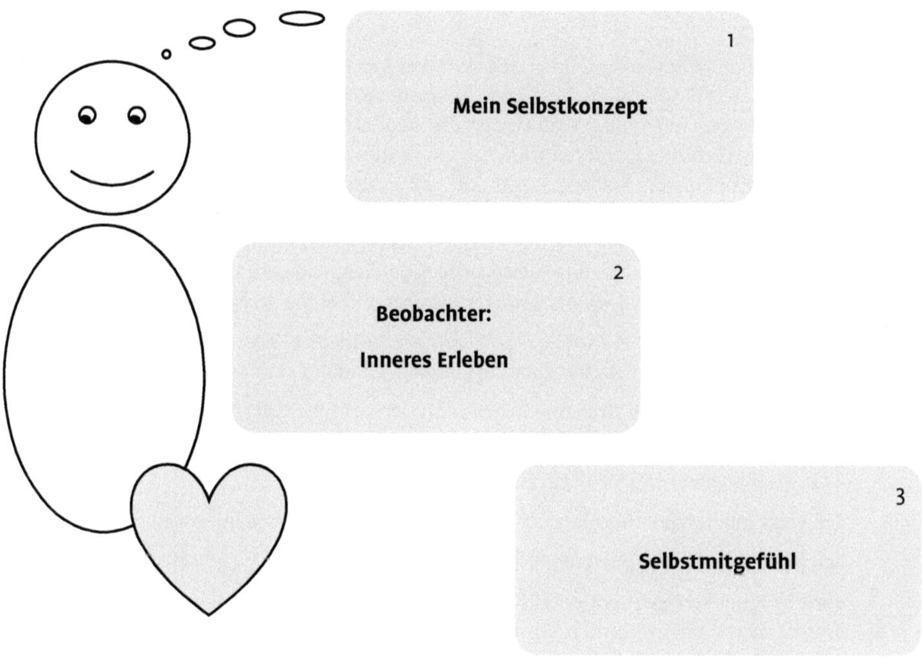

Abbildung 8.2 Selbstkonzept, Beobachterselbst und Selbstmitgefühl

Um sich das Beobachterselbst besser vorstellen zu können, eignet sich eine kurze Vorstellungsübung (s. Kasten). Diese ist angelehnt an ein Bild von Rainer Sonntag (2014), der in einem Workshop als Beispiel für eine metaphorische Darstellung ein mit Wasser gefülltes Glas beschrieb.

Vorstellungsübung Beobachterselbst

Wir stellen uns eine Tasse mit Tee vor. Die Tasse bildet den Rahmen für den Tee, hält ihn, ist größer als der Tee. Der Tee ist der Inhalt, er kann von der Tasse gesehen, gespürt und gefühlt werden. Die Tasse ist unser Selbst, sie bildet den Rahmen, den Kontext, in dem etwas geschieht. Der Tee stellt das Erleben dar, den stetigen Fluss von Gedanken, Gefühlen und Körperempfindungen. Wir können sie wahrnehmen, beobachten und bleiben dabei immer stabil, wie die Tasse.

Nach der Vorstellungsübung erfolgt die Vorstellung von Selbstmitgefühl im Dialog in der Gruppe.

Dialog

GL: Bisher haben wir zwei Anteile in uns kennengelernt. Einerseits das Selbstkonzept, also die Bewertung unseres Verstands über uns selbst mit etlichen Aussagen über uns. Anderseits den Teil von uns selbst, der alles beobachten kann, was in uns vorgeht, also Gedanken, Gefühle, Körperempfindungen. In diesem Bild versinnbildlicht die Sprechblase am Kopf unsere Selbstaussagen, die Mitte, also der Bauch in der Abbildung, unser Beobachterselbst. *[Zeigt auf den Kopf und den Bauch der Zeichnung auf dem Flipchart.]* Als Ergänzung möchte ich noch auf Ihre Beziehung zu sich selbst eingehen. Wenn Sie noch einmal an das Selbstkonzept denken, wie gehen Sie dann mit sich um, wenn der Verstand mal wieder etwas Schwieriges über Sie gesagt hat?

TN 1: Also, ich ziehe mich oft zurück, esse nichts und gehe nicht ans Telefon. Danach denke ich dann noch mehr, dass ich eh nichts hinbekomme.

TN 2: Wenn ich dann so voll in meinem Gedankenstrudel bin, also wieder mich selbst hasse und den Kram, dann habe ich auch wieder den Drang, mich zu bestrafen.

GL: O.K. Und wie würden Sie denn gerne mit sich umgehen?

TN 2: Ich weiß nicht. Ich kenne es nicht anders. Ich kann mich eh nicht leiden.

TN 1: Ich hätte gerne einen besseren Selbstwert, so wie andere.

GL: Eine Möglichkeit stellt einen mitfühlenden, freundlichen Umgang mit uns selbst dar. Das ist häufig ungewöhnlich für uns. *[Zeigt auf das Herz in der Abbildung.]* Dies könnte bspw. bedeuten, wie bei einem »störrischen Kind«, dies zu trösten, sich gut um es zu kümmern, für es da zu sein und Verständnis aufzubringen, anstatt es zu bestrafen.

8.2 Sammlung erlebnisorientierter Übungen

Die folgenden Übungen stellen erlebnisorientierte Ansätze dar, Kontakt zum eigenen Selbst herzustellen, eine Alternative zum »Kleben« am Selbstkonzept zu erleben sowie mittels Metaphern den Kontrast zwischen Gedankeninhalt und Gedankenprozess zu versinnbildlichen. Des Weiteren verbinden wir die Übungen mit Selbstmitgefühl und Perspektivwechsel zum Erlangen von mehr Flexibilität im Umgang mit uns selbst (vgl. Eifert, 2011).

Interview zum Selbstkonzept

Das Interview zum Selbstkonzept ist an die Fragen aus dem Abschnitt »Wer bin ich, (wenn nicht meine Gedanken)?« des Buches von Hayes und Smith (2007) angelehnt und dient vor allem dem Zweck, in Kontakt mit dem eigenen Selbstkonzept zu kommen (s. Kasten). Die Teilnehmenden werden gebeten, sich zu zweit zusammen zu tun und ein Interview zu führen.

Übung Interview

Setzen Sie sich bitte zu zweit zusammen. Eine Person von Ihnen spielt zunächst einen Interviewer und hat die Aufgabe, so viel wie möglich über den anderen zu erfahren. Die Aussagen Ihres Gegenübers schreiben Sie bitte auf. Wenn ich »Wechsel« sage, dann tauschen Sie die Rollen. Es gibt dabei zwei Möglichkeiten, wie Sie Ihren Partner interviewen. Entweder, Sie stellen eigene Fragen oder Sie nutzen unsere Anleitung mit Fragen aus Arbeitsblatt 8.1. Anschließend stellen Sie sich jeweils gegenseitig in der Großgruppe vor. Beachten Sie, den anderen möglichst neutral vorzustellen, d.h. ohne besondere eigene Betonung oder Ihren Gefühlen dabei.

Nach den gegenseitigen Vorstellungen werden im Plenum die Erfahrungen der Teilnehmenden diskutiert. Dabei sollte darauf fokussiert werden, ob es einen Unterschied gemacht hat, die Fragen im Interview selbst zu beantworten und die Vorstellung über sich selbst zu hören. Dabei kann explizit nochmals gefragt werden, wie es sich angefühlt hat, von einer anderen Person neutral vorgestellt worden zu sein. Ebenso wichtig ist es zu erfragen, wie die Person, die die Vorstellung der anderen Person vorgenommen hat, sich gefühlt hat. War sie evtl. überrascht über die Einschätzung ihres Übungspartners? Hätte sie andere Einschätzungen gegeben? Im Anschluss daran soll der Erfahrungsaustausch dafür genutzt werden, warum sich ggf. Wahrnehmungen unterscheiden. Dies gibt einen ersten Hinweis darauf, dass es sich beim Selbstbild lediglich um ein von Bewertungen geprägtes Konstrukt handelt.

!

Als Gruppenleitung ist es wichtig, den Inhalt der Aussagen nicht zu bewerten. Das bedeutet auch, keine »positiven« Aussagen über das Selbst zu bevorzugen oder zu loben sowie »negative« Aussagen zu relativieren oder zu verändern. Alle Aussagen sollten genauso stehen gelassen werden, wie die Peron diese ausdrückt. Dabei kann jedoch der Einfluss der Aussage auf das innere Erleben sowie das Handeln reflektiert werden.

Die Klebezettelübung – Abstand zum Selbstkonzept

Diese Übung ist angelehnt an eine Übung von Westrup und Wright (2017), welche das Ziel hat, werteorientiert zu handeln (vgl. Kap. 12), obwohl schwierige Gedanken und Einstellungen über uns auftreten. Typische Gedanken könnten sein:

- »Ich bin ein Angsthase.«
- »Ich bin eine Versagerin.«
- »Ich schaffe nie etwas.«

Für die Übung werden zunächst Klebezettel in der Gruppe verteilt. Anschließend erfolgt die Instruktion der Klebezettelübung.

Klebezettelübung

Bitte nehmen Sie sich mindestens drei Klebezettel. PAUSE. Bitte schreiben Sie jetzt pro Zettel eine Aussage Ihres Verstandes über sich auf. Das kann eine Bewertung, eine Einstellung oder ein Gedanke über Sie selbst sein, bspw. »Ich bin blöd.«, »Ich bin eine Versagerin.«, »Ich bin immer ängstlich.« oder »Ich bin dick.« Sie können jede Aussage nehmen, die der Verstand zu Ihnen sagt. PAUSE. Wenn Sie so weit sind, dann kleben Sie jetzt die Zettel mit den Aussagen auf Ihre Kleidung. Wenn Sie die Zettel befestigt haben, stehen Sie alle auf und gehen Sie im Raum herum. PAUSE. Suchen Sie sich selbst aus, in welche Richtung Sie gehen wollen. PAUSE. Beobachten Sie sich und andere. Wenn Sie wollen, sprechen Sie mit jemandem, schauen Sie auf Ihre gemeinsamen Zettel. Bleiben Sie stehen, wenn Sie es möchten, gehen Sie weiter, wenn Sie es möchten. Wenn Sie einen Zettel verlieren, heben Sie ihn auf, das sind schließlich Ihre Gedanken, die Sie mit sich tragen.

Nach etwa drei Minuten beenden Sie das Laufen in der Runde und werten in der Gruppe die Erfahrungen der Übung aus. Der nachfolgende Dialog stellt die Auswertung der Übung dar sowie einen geeigneten Transfer zum Sinn und Zweck der Übung.

Dialog

GL: Welche Erfahrung haben Sie mit dem Laufen mit Ihren Klebezetteln gemacht?

TN 1: Ich fand es schwer, etwas auf die Klebezettel zu schreiben und dann war es auch unangenehm, dass die anderen sehen konnten, was ich da aufgeschrieben habe.

TN 2: Mir fiel das Laufen schwer. Entweder sind mir Zettel runtergefallen oder ich hatte Sorge, in jemanden rein zu laufen. Und dann wusste ich auch nicht, was ich machen sollte, wozu wir das überhaupt machen.

TN 3: Ich wusste gar nicht, wo ich hinschauen sollte. Ich wollte gar nicht sehen, was andere auf ihren Zetteln haben.

GL: Haben Sie diese Zettel denn davon abgehalten, in die Richtung zu laufen, in die Sie laufen wollten? Oder das zu tun, was Sie tun wollten, z. B. sich mit anderen zu unterhalten?

TN 1: Nein, aber das waren ja jetzt auch nur Zettel. Wenn ich vor einer Gruppe etwas vortragen soll, dann geht das gar nicht.

GL: Häufig halten uns genau diese Gedanken, die auf den Zetteln stehen, davon ab, das zu tun, was uns wichtig ist: mit anderen in Kontakt zu treten, in Bewegung zu sein, auf etwas zuzugehen und präsent zu sein. In dieser Übung haben Sie aber genau das gemacht, Sie sind trotz Ihrer klebenden und haftenden Gedanken und Bilder über sich selbst auf andere zugegangen, haben sich bewegt, sind vielleicht präsent und offen gewesen. Wie könnten Sie diese Übung auf Ihren Alltag übertragen?

Anschließend wird die therapeutische Hausaufgabe abgeleitet, in welcher die Teilnehmenden eine ähnliche Übung in ihrem gewohnten Umfeld ausprobieren (vgl. Abschn. 8.3).

Wetter, Haus und Theater: Übungen zum Beobachterselbst

Die folgenden Übungen orientieren sich an den Metaphern des Himmels und des Theaters (Harris, 2011) sowie des Hauses und des Schachbretts (Eifert, 2011, S. 72–73). In Tabelle 8.1 werden zur Vereinfachung der stabile Teil sowie der sich verändernde Teil dargestellt. Die Tabelle eignet sich als Orientierung für die Gruppenleitung und wird bei Verständnisschwierigkeiten der Gruppe vorgestellt. Des Weiteren haben wir gute Erfahrungen damit gemacht, Bilder von den Metaphern oder ein reales Objekt, wie ein Schachbrett, in die Sitzung mitzubringen.

Tabelle 8.1 Differenzierung des stabilen Teils und sich veränderndes Erleben

Stabiler Teil – Wahrnehmender	Sich veränderndes Erleben
Himmel	Wetter
Haus	Möbel
Theaterbühne oder Zuschauer	Schauspieler
Schachbrett	Figuren

Zunächst wird eine Beobachterübung durchgeführt, welche wir in Anlehnung an eine Beobachterübung von Harris (2011) entwickelt haben.

Beobachterübung

Setzen Sie sich aufrecht auf Ihren Stuhl, stellen Sie Ihre Füße stabil auf den Boden und schließen Sie die Augen. PAUSE. Nehmen Sie wahr, dass Sie Ihren Verstand wahrnehmen können. Er bewertet, analysiert, kommentiert, ist ständig da. PAUSE. Nehmen Sie wahr, dass Sie Gedanken *haben* und nicht Ihre Gedanken *sind*. PAUSE. Beobachten Sie neugierig, was in Ihnen vorgeht. PAUSE. Wenn Sie ein Gefühl bemerken, wo im Körper spüren Sie es? PAUSE. Nehmen Sie wahr, dass Sie dieses Gefühl *haben* und nicht das Gefühl *sind*. PAUSE. Sie sind größer als das Gefühl, können ihm Raum geben. PAUSE. Stellen Sie sich vor, Sie sind wie der Himmel. PAUSE. Der Himmel ist immer da, egal welches Wetter aufkommt. PAUSE. Es darf regnen, die Sonne scheinen, Wolken aufziehen, der Himmel bleibt immer da. PAUSE. Verweilen Sie bei diesem Bild. PAUSE. Sie sind groß und stabil, Sie können alles tragen und alles wahrnehmen. PAUSE. Entscheiden Sie sich nun bewusst, die Übung zu beenden, indem Sie sich wieder der Außenwelt zuwenden, den Stuhl wahrnehmen, die Füße fest auf den Boden drücken und, wenn Sie bereit sind, Ihre Augen ganz langsam zu öffnen.

Anschließend erfolgt eine kurze Auswertung der Erfahrungen mit der Übung.

Als Variationen kann der letzte Teil der Übung mit jeder Metapher durchgeführt werden.

Variationen mit anderen Metaphern:

- **Theaterbühne.** Die Beobachterübung wird bis »Stellen Sie sich vor ...« durchgeführt und mit folgendem Abschnitt fortgeführt: »*Stellen Sie sich eine Bühne vor, eine Theaterbühne. PAUSE. Auf dieser Bühne bewegen sich Schauspieler. Diese Schauspieler sind Ihre Gedanken, Gefühle und Körperempfindungen. PAUSE. Sie sitzen im Publikum und beobachten diese. PAUSE. Kommen Sie langsam zurück, indem Sie den Stuhl unter sich spüren, langsam die Augen öffnen, sich umschauen und sich bewegen.*«
- **Haus.** Die Beobachterübung wird bis »Stellen Sie sich vor ...« durchgeführt und mit folgendem Abschnitt fortgeführt: »*Stellen Sie sich ein Haus vor. PAUSE. Das Haus ist von außen stabil, steht fest auf dem Boden. PAUSE. In dem Haus befinden sich Möbel, Bilder, Haustiere und Menschen. Diese sind Ihre Gedanken, Gefühle und Körperempfindungen. PAUSE. Sie sind das Haus und beobachten, was in Ihnen passiert. PAUSE. Kommen Sie langsam zurück, indem Sie den Stuhl unter sich spüren, langsam die Augen öffnen, sich umschauen und sich bewegen.*«
- **Schachbrett.** Die Beobachterübung wird bis »Stellen Sie sich vor ...« durchgeführt und mit folgendem Abschnitt fortgeführt: »*Stellen Sie sich ein Schachbrett vor. PAUSE. Das Brett ist stabil, die Basis und trägt die Figuren. PAUSE. Auf dem Brett befinden sich die Figuren. Diese sind Ihre Gedanken, Gefühle und Körperempfindungen. PAUSE. Sie sind das Brett und tragen die Figuren. PAUSE. Kommen Sie langsam zurück, indem Sie den Stuhl unter sich spüren, langsam die Augen öffnen, sich umschauen und sich bewegen.*«

Im Anschluss werden die Bilder von den Metaphern sowie, wenn vorhanden, reale Objekte wie das Schachbrett, vorgestellt. In der Gruppenrunde erfolgt schließlich zum Ende ein auflockerndes Quiz zu den Bildern und Objekten. Dabei werden folgende Fragen genutzt:

(1) Was bleibt trotz Veränderungen stabil?
(2) Was verändert sich stetig oder kann sich bewegen?
(3) Was ist der Teil im Bild, an diesem Objekt, der uns repräsentiert?
(4) Was steht für unsere Gedanken, Gefühle oder Körperempfindungen?

Bei Schwierigkeiten bei der Zuordnung wird zur Unterstützung auf Tabelle 8.1 zurückgegriffen und die jeweiligen Beispiele werden am Flipchart notiert.

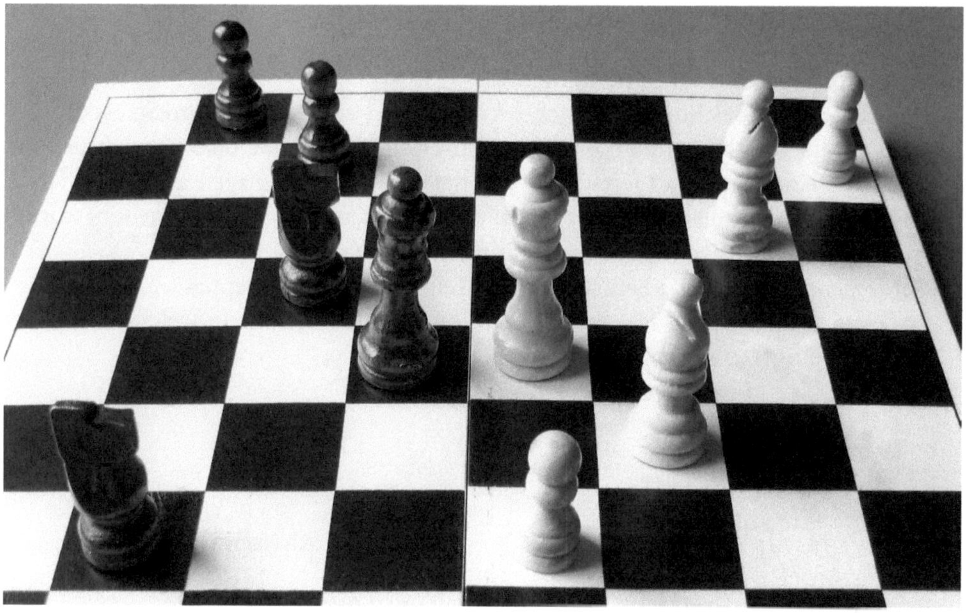

Abbildung 8.3 Schachbrett mit Figuren

Selbstmitgefühl

Bei der Übung zum Selbstmitgefühl (angelehnt an »Wie sich Selbstmitgefühl anfühlt«, Neff, 2014, S. 18) wird eine mitfühlende Haltung gegenüber sich selbst trainiert. Die Teilnehmenden werden instruiert, eine kurze Übung auszuprobieren:

Übung

Selbstmitgefühl

Setzen Sie sich aufrecht hin und schließen Sie die Augen. Denken Sie an eine Situation, in welcher Sie sich über sich selbst geärgert haben. Nehmen Sie im Körper die Wut, den Ärger und die Anspannung wahr. Ballen Sie Ihre rechte Faust so stark Sie können. PAUSE. Verändern Sie jetzt eine Kleinigkeit, indem Sie Ihre Hand langsam öffnen. Spüren Sie, wie Sie die ganze Anspannung und Wut loslassen. Nehmen Sie die geöffnete rechte Hand und legen Sie diese auf Ihre Brust, auf die Höhe Ihres Herzens. Verbinden Sie sich mit sich und spüren Sie die Wärme. Seien Sie für sich da und freundlich zu sich selbst. PAUSE. Welchen Unterschied haben Sie gespürt?

8.3 Therapeutische Hausaufgaben

Beobachterübung: Was leitet mein Handeln?

Nach dem ersten Block aus theoretischer Vermittlung und Kontakt zum Selbstkonzept sollen sich die Teilnehmenden als therapeutische Hausaufgabe bis zur nächsten Sitzung selbst beobachten und feststellen, wann welche Selbstaussagen aufgetaucht sind und wie dies ihr Handeln beeinflusst. Dazu werden Karteikarten ausgegeben, worauf die Beobachtungen folgendermaßen dokumentiert werden (s. Abb. 8.4):

- Vorderseite: beobachtete Selbstaussagen, Teile des Selbstkonzeptes
- Rückseite: Erfahrungen zur Beeinflussung des Handelns oder in welchen Situationen diese aufgetreten sind.

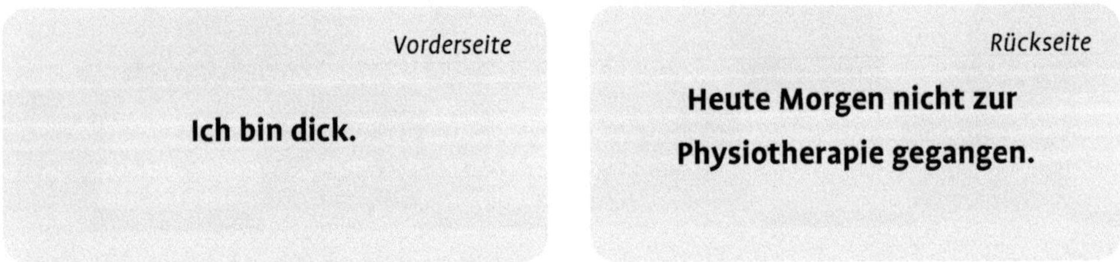

Abbildung 8.4 Beispiel einer beschrifteten Karteikarte

Mein Selbst im Schuhkarton

Passend zu den Metaphern wie das Haus, der Himmel, das Schachbrett und die Bühne erhalten die Teilnehmenden die Aufgabe, eine Metapher auf sich zu beziehen und diese individualisiert zu »erbauen«. Sie sollen dafür einen Schuhkarton als Rahmen nutzen und ihr Erleben sowie ihr stabiles Selbst anhand einer der Metaphern darstellen. Das Endprodukt soll eine gebastelte individuelle Bühne, ein Haus, ein Schachbrett oder eine Himmelsdarstellung im 3-D-Format sein. Zur Orientierung zeigt Abbildung 8.5 eine von uns erstellte Bühne. Die Symbole auf der Bühne stehen als Beispiele für Bühnenfiguren:

Mauer – »Ich kann nicht« und »Ich bin nicht gut genug«
Maske – Fassade/Gefühle nicht zeigen
Wirbelsturm – Grübeln und Gefühlschaos
Boxhandschuhe – Schmerzen
Schlange – Zweifel

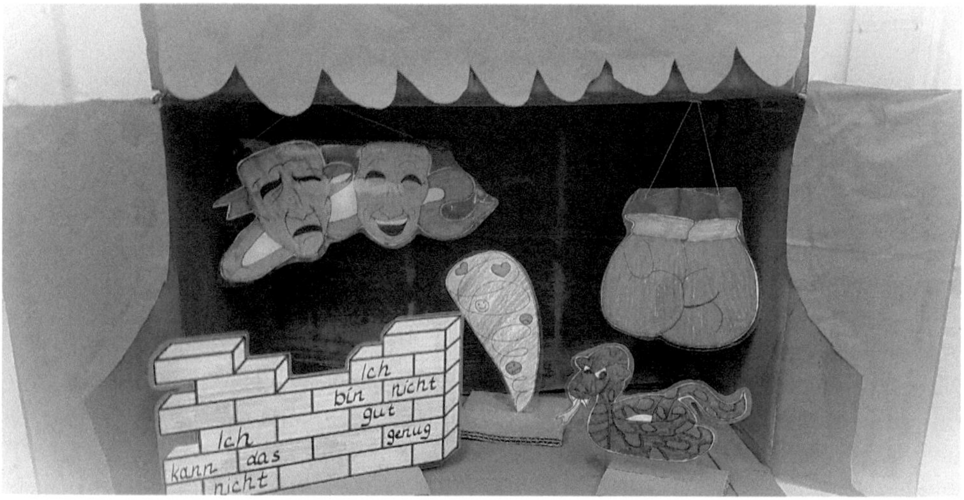

Abbildung 8.5 Beispiel einer gebastelten Bühne

Mein Selbst und mein Handeln

Zur Vertiefung der Klebezettelübung in der Sitzung erfolgt als Hausaufgabe die selbstständige Durchführung der Übung in einem anderen Kontext. Die Personen sollen die Klebezettel mit Selbstaussagen aus der Sitzung nutzen und diese auf ihre Kleidung kleben. In der Übungsinstruktion ist es wichtig anzusagen, dass auch die Möglichkeit besteht, die Klebezettel unter der Kleidung zu tragen, sie bspw. auf das T-Shirt zu kleben und einen Pullover darüber zu tragen. Des Weiteren können auch neue Klebezettel beschriftet werden. Wichtig ist jedoch, dass die Klebezettel an der Person kleben. Die weitere Aufgabe besteht darin, eine werteorientierte Handlung durchzuführen, bspw. einkaufen zu gehen, einen Termin wahrzunehmen oder Zeit mit dem Kind zu verbringen, und während der gesamten Zeit der Tätigkeit die Klebezettel an sich kleben zu lassen. Zur Unterstützung der Instruktion der Hausaufgabe haben wir eine Anleitung als Arbeitsblatt erstellt (AB 8.2 Klebezettelübung).

Selbstmitgefühl

Als therapeutische Hausaufgabe erfolgt zu der Übung zum Selbstmitgefühl die Erstellung eines Briefes, den die Teilnehmenden an sich selbst adressieren. Diese Übung ist angelehnt an »Mitfühlendes Briefeschreiben« von Gilbert (2013, S. 204ff). Dabei soll in dem Brief auf folgende Verhaltensweisen eingegangen werden, die beschreiben, wie die Teilnehmenden zukünftig mit sich umgehen wollen:

(1) Wie möchte ich zu mir sein?
(2) Welche Aktivitäten möchte ich für mich tun?
(3) Wie will ich mit mir umgehen, wenn es mir schlecht geht?
(4) Welche Selbstvereinbarungen möchte ich mit mir eingehen?

!

Der Brief an sich selbst soll nicht eine Lobdusche oder ein Entschuldigungsbrief werden. Es geht vor allem darum, einen herzlicheren und freundlicheren Umgang mit sich zu entwickeln und sich von rigiden Vorstellungen von sich selbst sowie Selbstbestrafung zu distanzieren.

8.4 Mögliche Schwierigkeiten und Lösungsvorschläge

Was bin ich, wenn nicht mein Selbstkonzept?

Manche Menschen erfahren durch ihr Selbstkonzept sehr viel Halt und Orientierung. Für diese ist die Vorstellung, mehr oder etwas anderes als die eigenen Vorstellungen über sich zu sein, sehr schwierig. Dies kann in der Gruppe sehr gut durch Rechtfertigungen, Gründe, JA-ABER- und ICH-BIN-DOCH-Aussagen beobachtet werden. In erster Linie kann die Gruppenleitung das Verhalten der jeweiligen Teilnehmenden validieren, dass das Festhalten an dem eigenen Konzept von sich uns allen eine Form von Stabilität und Halt gibt. Anschließend erfolgt jedoch das Angebot, eine andere Perspektive auf das eigene Selbst auszuprobieren, um schließlich mehr Flexibilität zu gewinnen. Eine weitere Möglichkeit stellt das gemeinsame kritische Hinterfragen unseres Verstandes dar:

»Meist glauben wir einfach unserem Verstand, das, was er über uns sagt. Das kennen wir so und daher gibt es uns eine Form von Halt und das Gefühl von Stabilität. Aber müssen wir unserem Verstand glauben?… Was passiert, wenn wir ihm alles über uns blind glauben? Kennen Sie Aussagen von sich, wie »So bin ich nun mal…« oder »Ich war schon immer…« Was bedeutet das? Wie verhalten Sie sich dann? Welche Alternativen gibt es?«

Kein Zugang zum Selbstkonzept

Andere haben wiederum Schwierigkeiten mit dem Selbstkonzept, entweder weil dieses sehr schwankt oder im Rahmen der Krise sich sehr verändert hat. Des Weiteren können auch Defizite in der Wahrnehmung, Selbstbeschreibung, auf der Metaebene und in der kognitiven Leistungsfähigkeit bestehen, die den Zugang zum Selbstkonzept erschweren. Aus unserer Erfahrung lohnt es sich, über die Beobachtung von Gedanken kleinschrittig das Selbstkonzept des Gegenübers kennenzulernen und mehr Flexibilität hinein zu bringen:

»Was bedeutet Selbstkonzept für Sie? Wie sehen Sie sich selbst? Was sagt Ihr Verstand zu Ihnen? Was haben Sie über sich gelernt?«

Bei ausgeprägten Defiziten liegt der Fokus in der Stärkung des Beobachterselbst und des Selbstmitgefühls.

Angst vor der Selbstbeobachtung

Bei Angst und Vermeidung von Gefühlen oder Körperempfindungen sowie sehr »verkopften« Personen bestehen häufig die Skepsis und der aktive Widerstand gegenüber

Übungen zur Selbstbeobachtung. Diese werden häufig nicht durchgeführt, werden abgewertet, gedanklich vermieden oder mit Sicherheits- und Ablenkungsstrategien überbrückt. Die Wichtigkeit und Chance, den beobachtenden Anteil in sich selbst zu vergrößern, eine Beobachtungsübung in der Sitzung oder als Hausaufgabe durchzuführen, sowie sich von der Konzeptebene zu distanzieren, werden abgelehnt. Hier ist es wichtig, die Teilnehmenden nicht zu drängen. Aus unserer Erfahrung haben vor allem Personen mit intrusivem Erleben sowie Ängsten Schwierigkeiten damit und benötigen ggf. entweder mehr Zeit oder eine zusätzliche Psychoedukation zu den Effekten von und Ängsten vor Selbstbeobachtung, die nach innen gerichtet ist. Damit reduziert sich einerseits die Angst hinzuschauen, gleichzeitig erkennen die Teilnehmenden häufig ihren Verstand, der sich sorgt oder ein anderes Rational hat.

Ambivalenz zu Selbstmitgefühl

Teilnehmende, die im Vorfeld sehr hart zu sich gewesen sind, mit Selbsthass, Selbstverletzung, Suizidalität oder starker Schuld, Scham und hohem Anspruch an sich selbst in die Gruppe kommen, sind häufig sehr skeptisch gegenüber der neuen Haltung und Aktivität des Selbstmitgefühls. Sie berichten häufig, dies nicht anders zu kennen, noch nie nett zu sich gewesen zu sein, dies nicht gelernt zu haben und auch Schwierigkeiten zu haben, dies jetzt ändern zu »sollen«. Einerseits kann hier auf werteorientiertes Handeln eingegangen werden: Wie möchte die Person denn zu sich sein, unabhängig davon, wie sie gelernt hat, zu sich zu sein? Andererseits kann die Gruppenleitung wertschätzend nochmals auf Trainingseffekte eingehen, damit stets klar wird, dass alle Fertigkeiten zur Flexibilität mehr oder weniger ausgeprägt, jedoch erlernbar sind.

Wunsch nach positivem Selbstwert

Viele Teilnehmende haben vor allem den Wunsch, mehr Selbstbewusstsein, positivere Gedanken über sich selbst zu haben sowie Selbstwertprobleme in den Griff zu bekommen. Die Arbeit mit Perspektivübernahme, Distanzierung vom Selbstkonzept, Beobachter zu sein sowie Mitgefühl für sich selbst zu empfinden, sind für die meisten Teilnehmenden neu. Hier kann zunächst erläutert werden, dass dies auch oft in anderen Therapierichtungen erlernt wird. Gleichzeitig bringen wir oft Beispiele von nicht-werteorientiertem Verhalten aufgrund eines zu »positiven« Selbstwertes, um klarzustellen, dass beide Richtungen gefährlich sein können, wenn wir nicht mehr flexibel sind. Dazu eignen sich Aussagen wie:
»Nicht, wie Sie über sich denken, ist entscheidend, sondern wie sehr Sie sich davon abhängig machen. Können Sie sich vorstellen, wie jemand handelt, der von sich denkt: ›Ich bin echt der tollste Hecht. Mensch, niemand ist besser als ich‹?«

8.5 Benötigte Materialien/Arbeitsblätter

- AB 8.1 Interviewleitfaden zu Selbstaussagen
- AB 8.2 Klebezettelübung

AB 8.1 Interviewleitfaden Selbstaussagen

Versuchen Sie, mit den unten aufgelisteten Fragen so viel wie möglich über Ihren Interviewpartner herauszufinden, um ein genaues Bild von ihm zu erhalten.

Wenn Sie den Eindruck haben, genug über Ihr Gegenüber zu wissen, wechseln Sie die Rollen.

Was kannst du besonders gut?	
Welche Schwächen hast du?	
Was magst du an dir?	
Wenn du dich in einem Wort beschreiben müsstest, welches wäre das?	
Was würdest du an dir ändern?	
Was würde deine Mutter über dich sagen?	
Was würden deine Freunde über dich sagen?	
Was würden Kollegen über dich sagen?	
Wie würdest du diesen Satz ergänzen? »Ich bin nicht der Typ für …«	

AB 8.2 **Flexibles Ich: Klebezettelübung**

(1) Treffen Sie eine Selbstaussage:

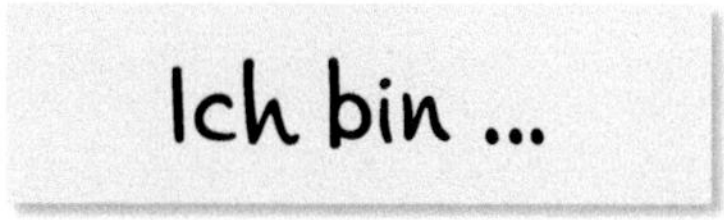

(2) Schreiben Sie die Selbstaussage auf einen Klebezettel.
(3) Kleben Sie den Zettel irgendwo an Ihren Körper, sichtbar oder unsichtbar.
(4) Fahren Sie wie in 1.-3. beschrieben fort, bis Sie mindestens *5 Zettel* mit Selbstaussagen auf Ihrem Körper kleben haben.
(5) Stehen Sie jetzt auf und gehen ein wenig herum.
(6) Führen Sie eine der folgenden Aktivitäten durch:
- einen Gegenstand in die Hand nehmen
- ein Gerät ein- oder ausschalten
- das Fenster öffnen und schließen
- eine sportliche Aktivität.

(7) Tragen Sie Ihre Gedanken für den Rest des Tages mit sich herum *und* tun Sie etwas, was Ihnen heute wichtig ist.

Was konnten Sie beobachten?

9 Modul 3: Abstand zu Gedanken – Defusion

Schwerpunkte des Moduls:
- Funktion des Verstandes verstehen lernen
- Wahrnehmung von Denkprozessen üben
- Abstand zu Gedanken erlangen

Mithilfe von kognitiver Defusion, also der Entschmelzung vom Verstand und den Gedanken, sollen die Teilnehmenden eine gelassenere Haltung gegenüber ihren eigenen Gedanken erlangen. Sie sollen erfahren, dass Gedanken lediglich Worte sind, nach denen sie ihre Handlung ausrichten können, aber nicht müssen. Achtsamkeitsübungen werden genutzt, um gedankliche Prozesse sichtbar zu machen und durch gezielte Instruktionen Abstand entstehen zu lassen. Eine kreative Bearbeitung dient als Ergänzung und Unterstützung, bspw. den Verstand bildlich als Wesen darzustellen.

!

In diesem Modul gilt es auf den eigenen und den Sprachgebrauch der Gruppenmitglieder zu achten. Formulierungen wie »immer, nie, aber, müssen« etc. sind als »typische Aussagen unseres Verstandes« zu verdeutlichen. Ebenso ist es wichtig, Sätze wie »Ich will die Gedanken wegschmeißen, nicht haben, loswerden; Ich muss nur positiv denken; Ich habe gar keine Gedanken« als übliche Kampf-, Vermeidungs- oder Kontrollstrategien des Verstandes zu benennen, die zwar kurzfristig hilfreich sein können, langfristig aber Abstand und Gelassenheit gegenüber den Gedanken verhindern.

9.1 Möglichkeiten der theoretischen Vermittlung

9.1.1 Die Funktion des Verstandes

Die Frage »Welche Funktion hat Ihr Verstand?« kann bereits zur Abstandsgewinnung beitragen. Gleichzeitig bietet ein besseres Verständnis für die Funktionsweise des Verstandes eine Basis für die Übungen sowie für die Selbstbeobachtung und Reflexion im Alltag. In der Gruppe lässt sich die Frage als Beginn einer regen Diskussion umsetzen. Die Gruppenleitung stellt dabei die Frage in den Raum und schreibt diese ans Flipchart. Alle möglichen Funktionsweisen, die von den Teilnehmenden genannt werden, werden am Flipchart gesammelt. Wenn in der Gruppe keine Beispiele genannt werden können, kann die Frage auch umformuliert werden.

Dialog

GL: Sie stehen morgens auf und beginnen den Tag. Wobei könnte Ihnen jetzt ihr Verstand helfen?

TN: Heute habe ich nach dem Aufstehen an die Dinge gedacht, die ich heute noch unbedingt erledigen möchte. Also hat mir mein Verstand beim Planen geholfen.

GL: O.K., Ihr Verstand hat Ihnen also eine hilfreiche Unterstützung bei Ihrer Tagesplanung gegeben. Welche weiteren Funktionsweisen fallen Ihnen ein?

TN: Naja, manchmal hilft mir mein Verstand auch dabei, eine Lösung zu finden.

GL: Fällt Ihnen hierzu ein Beispiel ein, wie Ihr Verstand das gemacht hat?

TN: Also letzte Woche war meine Freundin stinksauer auf mich. Da habe ich darüber nachgedacht, was ich gemacht haben könnte und mich an eine blöde Situation erinnert. Danach habe ich überlegt, wie ich mich entschuldigen könnte.

GL: Das bedeutet, Ihr Verstand hat in dem Moment ganz viel geleistet: Er hat den Ist-Zustand festgestellt, die Situation analysiert, Ihnen Erinnerungen geschickt, Ihnen geholfen, die Perspektive Ihrer Freundin einzunehmen und Ihnen eine Lösung präsentiert.

TN: Genau.

GL: Welche weiteren Beispiele fallen den anderen von Ihnen ein?

Im Anschluss daran wird die zweite Diskussionsfrage gestellt:

»Kennen Sie es auch, dass Sie Ihr Verstand manchmal daran hindert, etwas zu tun, was Ihnen eigentlich wichtig wäre?«

Dabei werden wieder alle Beispiele am Flipchart gesammelt. Wenn keine Beispiele genannt werden, können unterschiedliche Bereiche wie Freizeitgestaltung, Entspannung, Erfüllung von Pflichten usw. vorgeschlagen werden, um die Gruppe zur weiteren Diskussion anzuregen.

Am Ende der Sitzung wird bereits eine erste Achtsamkeitsübung angewendet, in der die Wahrnehmung der eigenen Denkprozesse adressiert werden kann (vgl. Abschn. 7.2).

9.1.2 Abstand von Gedanken

Ziel von Defusion ist die Fähigkeit, Abstand von unseren Gedanken bzw. dem, was unser Verstand sagt, zu bekommen. Je mehr eine Person mit ihren Gedanken fusioniert, also verschmolzen, ist (vgl. Hayes et al., 2014, S. 37), desto schwerer wird es ihr fallen, Abstand zu den eigenen Gedanken zu entwickeln. Diese Tatsache kann der Gruppe mit sog. ironischen Denkprozessen verdeutlicht werden, bspw. mittels des bekannten Beispiels »Denken Sie nicht an eine Zitrone« (angelehnt an Harris, 2011, S. 185). Um in der Gruppe ironische Denkprozesse zu verdeutlichen, kann das folgende bekannte Beispiel (angelehnt an Harris, 2011, S. 185) verwendet werden.

Dialog

GL: Ich werde Ihnen jetzt eine sehr einfache Aufgabe auftragen. Denken Sie nicht an eine Zitrone. Sie können an alles denken, aber nicht an eine Zitrone. *[kurze Pause]* Welche Erfahrung haben Sie gemacht?

TN 1: Ich musste sofort an eine Zitrone denken.

TN 2: Ja, das ging mir genauso. Je mehr ich versucht habe, nicht daran zu denken, desto schwerer wurde es.

TN 3: Bei mir war es sogar so, dass ich gleich ganz viel Spucke im Mund hatte und mich an die Zitronenlimonade meiner Oma erinnert habe.

GL: Wie geht es Ihnen denn mit anderen Dingen, an die Sie nicht denken wollen?

TN 4: Da ist es eigentlich genauso. Manchmal schaffe ich es, dass ich mich von den Gedanken ablenke, aber das hält dann auch nicht lange an.

Die Übung kann auch klassisch mit dem »weißen Bären« angewendet werden, durch die Zitrone kann den Gruppenmitgliedern jedoch noch besser die Verknüpfung unserer Sprache mit Gedanken und Gefühlen vermittelt werden (vgl. Kap. 1), da bei den meisten von ihnen der Speichelfluss und evtl. Erinnerungen und sogar Gefühle einsetzen werden. Bei dieser Übung ist es wichtig, dass die Erfahrungen der Teilnehmenden gut exploriert werden. Sie sollten nicht ertappt werden im Sinne von: »Sehen Sie, das geht so nicht«. Die Erfahrungen sollten eher dazu dienen, die Funktionsweise des Verstandes kennenzulernen und eine Erfahrung damit zu machen, dass wir viele Dinge versuchen, um Gedanken loszuwerden, die jedoch langfristig nicht hilfreich sind.

Hierauf aufbauend werden nun gezielt unterschiedliche erfahrungsorientierte Übungen eingesetzt, um Abstand zu den eigenen Gedanken zu erlangen.

!

Anders als in der Kognitiven Verhaltenstherapie ist es hierbei nicht das Ziel, Gedankeninhalte zu verändern.

9.2 Sammlung erlebnisorientierter Übungen

Die Übungen sind angelehnt an die vielfältigen Möglichkeiten der Defusionsübungen, die in Wengenroth (2012, S. 111f) sowie Harris (2011, S. 202) dargestellt sind. Eine Variation, Anpassung und Ergänzung je nach augenblicklichem Bedarf ist stets möglich.

Achtsamkeitsübung: dem Verstand zuhören

In dieser Übung (angelehnt an »Gedanken beobachten«; Harris, 2011, S. 188) wird die Beobachtung der Gedankenprozesse fokussiert, ohne dabei auf einzelne Gedanken einzugehen, sie zu bewerten, sie zu stoppen oder sie zu verändern. Dabei wird sprachlich betont, dass der Verstand die Gedanken hervorbringt, sodass bereits sprachlich eine Distanzierung zwischen wahrnehmender Person und ihrem Denken erlebt werden kann. In der Übung wird kein Bild vorgegeben, die Beobachtung erfolgt unstrukturiert.

Dem Verstand zuhören

Setzten Sie sich aufrecht hin und stellen Sie die Füße auf den Boden. Schließen Sie Ihre Augen oder fixieren Sie einen Punkt auf dem Boden. PAUSE. Bleiben Sie präsent und beobachten Sie, was Ihr Verstand tut, wenn Sie in Ruhe sind. PAUSE. Nehmen Sie wahr, was er macht. PAUSE. Was sagt Ihnen Ihre kleine innere Stimme in diesem Moment? PAUSE. Benennen Sie für sich selbst leise, was Ihr Verstand tut. PAUSE. Zum Beispiel Planen. PAUSE. Ein Problem lösen. PAUSE. Vergangenes analysieren. PAUSE. Die aktuelle Situation bewerten. PAUSE. Über etwas Bestimmtes nachdenken. PAUSE. Beobachten Sie einfach weiter, verändern Sie nicht. PAUSE. Nehmen Sie nur wahr, was Ihr Verstand tut. PAUSE. Kommen Sie nun langsam wieder zurück in den Raum. PAUSE. Bewegen Sie sich, drücken Sie die Füße fest auf den Boden, öffnen Sie langsam die Augen und schauen Sie sich um.

Achtsamkeitsübung: Sushi-Circle

Diese Übung stellt ebenfalls die Beobachtung der Gedankenprozesse in den Fokus, nutzt jedoch ein imaginatives Bild. Wir haben dazu das Bild eines Sushi-Circle genutzt. Einerseits wird durch die Assoziation mit einem Kreis der Prozess von wiederkehrenden Gedanken oder Im-Kreis-Denken, wie bspw. beim Grübeln, dargestellt. Andererseits bietet das Bild eine Unterstützung bei der Vorstellung des Prozesses des Denkens sowie einer strukturierten Distanzierungsmöglichkeit.

Übung

Sushi-Circle

Versuchen Sie, Kontakt zu Ihrem Atem herzustellen, nehmen Sie wahr, wie Sie einatmen, wie Sie ausatmen, und nehmen Sie auch wahr, wie Ihr Verstand nie in Ruhe ist, sondern immer in Bewegung ist. Er plant, er analysiert, er bewertet. Das stellen wir uns jetzt vor, wie ein Sushi-Band. Das ist auch immer in Bewegung und hört nie auf, sich zu bewegen. Und genauso, wie das Sushi an Ihnen vorbeizieht – mal schneller, mal langsamer, mal mehr, mal weniger – können Ihre Gedanken fließen. Der Verstand ist in Bewegung, wie das Sushi-Band. Setzen Sie nun das, was der Verstand Ihnen sagt, auf einen Sushi-Teller. Jedes Band kann anders aussehen, kann langsam oder schnell vorbeiziehen, kann bruchstückhaft oder ganz klar sein. Falls Sie abgelenkt werden, steigen Sie wieder ein, Ihr Band läuft immer weiter. Lassen Sie jeden Gedanken vorbeiziehen, bis der nächste kommt. Vielleicht beobachten Sie manchmal auch Gefühle, die Ihr Verstand bewertet. Setzen Sie auch diese Gedanken auf das Sushi-Band. Auch Gedanken zu dieser Übung können aufkommen und der Gedanke »ich habe keinen Gedanken«, dann legen Sie auch diese auf das Sushi-Band. Das Band ist endlos lang. Entfernen Sie sich langsam von dem Band, drücken Sie Ihre Füße fest auf den Boden, bemerken Sie den Unterschied zwischen innen und außen, wenn Sie die Augen öffnen, beobachten Sie, was Sie sehen, hören, was Sie außen spüren, was Sie schmecken und riechen.

Spaziergang mit dem Verstand

Die Übung »Spaziergang mit dem Verstand« (angelehnt an Wengenroth, 2012, S. 120) stellt keine Achtsamkeitsübung dar. Sie ist entwickelt als Partnerübung zwischen Therapeuten und Patienten und wurde von uns als Gruppenübung so angepasst, dass sie als Partnerübung zwischen zwei Gruppenmitgliedern genutzt werden kann. Dies ähnelt dem Vorgehen der Technik des Rollenspielens. In der Übung steht die aktive Distanzierung von einzelnen Gedanken oder auch Gedankenschleifen im Fokus. Die Übungspartner sind eingeteilt in eine Person, die auf einen bestimmten Punkt im Raum, der einen gewählten Wert darstellt, zugehen soll. Die andere Person stellt deren Verstand dar und begleitet sie auf dieser Wegstrecke auf »Schritt und Tritt« und mit verschiedensten Aussagen. Die Person erhält dabei die Aufgabe, ihrem Verstand zuzuhören, jedoch nicht auf ihn zu reagieren. Für die Instruktion wählt die Gruppenleitung eine Person aus der Gruppe aus, um einmal das Rollenspiel vorzuzeigen.

Übung

Spaziergang mit dem Verstand

Ich werde nun Ihren Verstand spielen. Stellen Sie sich einen Punkt vor, auf den Sie zugehen wollen. Das kann da drüben die Tür sein und diese widerspiegelt einen Ihrer angestrebten Werte, z. B. »regelmäßig Sport zu treiben«. Ich werde versuchen, Sie davon abzuhalten durch das, was ich sage. Ihr Job wird es sein, trotzdem zu Ihrem Wert zu gehen. Dabei sollen Sie nicht auf mich, Ihren Verstand, reagieren. Anschließend wechseln wir die Rollen.

Finden Sie sich nun alle zu zweit zusammen. Einer von Ihnen sucht sich einen Wert aus, in dessen Richtung er gehen möchte. Der andere Partner spielt seinen Verstand, der versucht, ihn mit Worten, Sätzen, Klagen, Stöhnen, sich in den Weg stellen usw., davon abzuhalten. Sie dürfen Ihren Verstand jedoch nicht anfassen, nicht auf ihn reagieren. Sie dürfen ihn nur beobachten und in Richtung Ihres Wertes laufen. Nach einem Durchgang wechseln Sie die Rollen.

Gedanken als das benennen, was sie sind

Diese Übung bietet sich zum Beispiel als Anschluss an eine Achtsamkeitsübung an, in der Gedanken beobachtet wurden, bspw. »dem Verstand zuhören«. Sie ist angelehnt an die Übung »Ich habe den Gedanken, dass …« von Harris (2011, S. 181) und fokussiert durch die Veränderung der Satzstruktur und das Hinzufügen bestimmter neuer Worte auf die Veränderung des Inhaltes der betreffenden Aussage. Dadurch entsteht eine Veränderung der Bewertung von Gedanken hin zu dem, was Gedanken sind – eine Aneinanderreihung von Worten. Des Weiteren wird durch die Übung ein Perspektivwechsel ermöglicht: von *»Ich bin meine Gedanken«* hin zu *»Ich habe Gedanken«*.

Übung

Gedanken als das benennen, was sie sind

Schreiben Sie drei Gedanken auf, die sich Ihnen häufig in den Weg stellen.
PAUSE: 3-5 MIN.
Lesen Sie sich Ihre Gedanken noch einmal gut durch. Nun möchte ich Sie bitten, dass Sie einen Ihrer Gedanken laut vorlesen, aber mit der folgenden Formulierung:

Ich habe den Gedanken, dass …

Schreiben Sie die beiden weiteren Gedanken in der neuen Schreibweise auf jeweils eine Karteikarte.

Die Milch-Übung

Die Milch-Übung ist angelehnt an Hayes und Smith (2007) und stellt eine klassische sprachliche Verfremdungsübung dar, bei welcher durch die Veränderung der Art und Weise, wie der Inhalt von Gedanken gesprochen wird, sich die Bedeutung verändert. Bei dieser Übung geht es darum, zuerst ein einfaches Wort, z. B. Milch, einmal gemeinsam auszusprechen. Im nächsten Schritt wird das Wort 30 Sekunden lang so schnell wie möglich wiederholt. Dabei lachen die meisten Personen, da sie sich verhaspeln. Meistens werden durch die sprachliche Verfremdung, die durch die schnelle Aussprache entsteht, gar keine Assoziationen mehr zum ursprünglichen Begriff deutlich (vgl. Hayes et al., 2014). Der Lerneffekt liegt dabei in der Veränderung der emotionalen Bewertung eines Begriffes durch die schnelle Wiederholung (Hayes et al., 2014). Diese Übung wird zunächst mit dem Begriff »Milch« durchgeführt und anschließend mit emotional beladenen Wörtern, wie »Spinne, einsam, Angst, Körper«, wiederholt.

Übung

Milch-Übung

Lassen Sie uns einmal gemeinsam das Wort Milch sagen.
[Alle rufen gemeinsam: Milch.]
Was kam Ihnen als Erstes in den Sinn, als Sie dieses Wort gesagt haben?
[Lassen Sie die Gruppe alle möglichen Assoziationen hineinrufen.]
Nun möchte ich die Übung mit Ihnen wiederholen. Diesmal sagen wir wieder gemeinsam Milch, allerdings 30 Sekunden lang, so oft und so schnell wir können. Milchmilchmilchmilchmilchmilch …
Was geht Ihnen nun durch den Kopf?
Was hat sich verändert?

Gedanken verfremden

Diese Defusionsübung ist angelehnt an die Übungen »Gedanken verfremden« und »Gedanken singen« von Eifert (2011, S. 69). Aufbauend auf der Milch-Übung werden hier ganze Gedanken als Sätze auf eine bestimmte Art und Weise sprachlich verfremdet. Dabei wird ein Gedanke herausgenommen, auf welchen die einzelnen Verfremdungsmöglichkeiten angewendet werden.

Übung

Gedanken verfremden

Ich möchte Sie bitten, für die folgende Übung einen Ihrer Gedanken, den Sie mitgebracht haben, jetzt auf eine Karteikarte zu schreiben, genauso wie er ist, z. B. »Ich bin dick«.
Jetzt halten Sie diesen Gedanken parat, da wir im Folgenden immer gemeinsam etwas mit dem Gedanken machen werden. Ich werde Ihnen sagen, was wir machen und dann sprechen wir unseren Gedanken gemeinsam und laut aus.
Als erstes singen wir unseren Gedanken. Egal wie, Hauptsache singen.
PAUSE für die Durchführung.
Gut. Als zweites sprechen wir den Gedanken wie eine Comic-Figur, bspw. Mickey-Maus.
PAUSE für die Durchführung.
So. Nun sprechen wir den Gedanken mit einer ganz tiefen oder ganz hohen Stimme.
PAUSE für die Durchführung.
Und jetzt plappern wir den Gedanken mehrfach, wie ein Papagei es tun würde.
PAUSE für die Durchführung.
Ok. Fast zum Schluss sind wir Nachrichtensprecher und sagen unseren Gedanken an.

PAUSE für die Durchführung.
Zum Abschluss übersetzen wir den Gedanken in eine andere Sprache.

Was ist mit dem Inhalt des Gedankens passiert? Welche Erfahrung haben Sie gemacht?

Dem Verstand Paroli bieten

In dieser Übung wird das entgegengesetzte Handeln zum Verstand verdeutlicht, indem ein Gedanke laut ausgesprochen wird und im Anschluss entgegengesetzt zu diesem Gedanken gehandelt wird. In der Übung (angelehnt an »Das eine gedacht, das andere getan«, Wengenroth, 2012, S. 107 und Sonntag, 2014) wird ein konkreter Gedanke, wie »Ich kann meinen Arm nicht heben«, verwendet und im Anschluss der Arm hochgehalten. Diese Übung versinnbildlicht die Entscheidung für ein Handeln, welches anders sein kann, als der Verstand es vorgibt. Dadurch wird einerseits Defusion gefördert, andererseits engagiertes Handeln vorbereitet, da die Fertigkeit, entgegengesetzt zum Verstand zu handeln, besonders hilfreich für engagiertes werteorientiertes Handeln ist.

Übung

Dem Verstand Paroli bieten

Ich möchte Sie darum bitten, einen Ihrer Arme zu heben, so hoch Sie können. Nehmen Sie ihn dann wieder runter. Sprechen Sie mir nun bitte nach: »Ich kann meinen Arm nicht heben!«. Wiederholen Sie noch einmal: »Ich kann meinen Arm nicht heben!« – Heben Sie nun Ihren Arm hoch, so weit Sie können. PAUSE. So wie ich es sehe, haben Sie es alle geschafft, Ihren Arm zu heben, obwohl Sie doch die Aufforderung hatten, dass Sie es nicht tun können. Was sagt Ihnen das über die Kraft Ihrer Gedanken? Unser Verstand sagt uns auch oft, was wir nicht tun können, was wir müssen, was nicht geht und noch Vieles mehr. Mit dieser Übung können Sie etwas Wichtiges lernen: Obwohl Ihr Verstand Ihnen sagt, wie Sie sich verhalten sollen, können Sie sich entscheiden, ggf. doch etwas anderes zu tun.

Durch die Gedankenbrille schauen vs. auf die Gedankenbrille schauen

Bei der Übung mit der Gedankenbrille (angelehnt an die »Schlechte Brille«-Metapher, Ciarrochi & Bailey, 2010, S. 35) wird eine reale Brille oder Sonnenbrille zur Verdeutlichung der Effekte »durch etwas sehen« vs. »auf etwas schauen« genutzt. Dabei stellt das Sehen *durch* die Brille die Fusion dar, *auf* die Brille zu schauen verdeutlicht den Defusionsprozess. Für die Übung bringt die Gruppenleitung eine Brille mit. Günstig ist es, wenn auch die Gruppenmitglieder eine eigene Brille mitbringen.

Übung

Die Gedankenbrille

Stellen Sie sich diese Brille als Ihren Verstand vor. Ziehen Sie die Brille jetzt auf und schauen Sie sich mit Ihrer Gedankenbrille um. Beschreiben Sie Ihre Sicht. Ziehen Sie nun die Brille ab und schauen Sie auf die Brille drauf.
Welche Unterschiede haben Sie bemerkt? Wie ist es, durch eine Brille zu schauen, im Gegensatz zu auf eine Brille zu schauen?

Defusions-Parcours

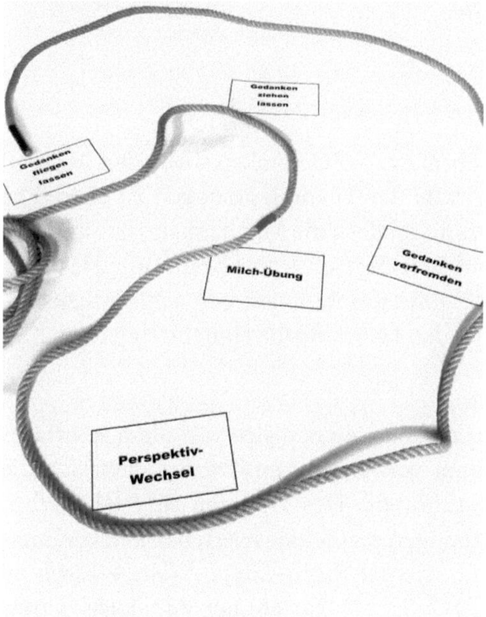

Abbildung 9.1 Defusions-Parcours

Im Defusions-Parcours werden mindestens fünf der oben beschriebenen Defusionsübungen hintereinander durchgeführt. Die Übungen werden wie »Stationen« in einem Parcours aufgebaut. Dieser besteht aus einem langen Seil und verschiedenen Stationen. Die Stationen stellen die jeweiligen Übungen dar. Zur Versinnbildlichung der Station wird entweder ein Stuhl an diese Stelle gestellt oder eine andere Markierung gewählt. Jede Übung wird vor Beginn des Parcours einmal mündlich instruiert und vorgezeigt. Alternativ kann die Instruktion schriftlich auf ein DIN-A4-Blatt hinterlegt werden und die Gruppenleitung unterstützt bei einzelnen Stationen. Der Aufbau der Stationen wird in Abbildung 9.1 dargestellt.

Pro Station führen zwei Gruppenmitglieder die Übung durch. Bei einer sehr kleinen Gruppe (bspw. vier Teilnehmende) kann auch eine Person pro Station die Übung durchführen.

Nach dem Parcours erfolgt die Auswertung der Übungen mit Austausch der Erfahrungen und Beobachtungen während der Übungen.

Übung

Defusions-Parcours

Hier sehen Sie einen Parcours, den Sie durchlaufen. Gehen Sie nun zu zweit zusammen und stellen Sie sich an eine Station. Ich stelle Ihnen jede Übung einmal vor. Im Anschluss werden Sie fünf Minuten pro Station haben, um die dortige Übung durchzuführen. Ich werde den Start und Stopp der Übung jeweils ansagen und zwischendurch rumgehen und Sie bei den Übungen unterstützen.

Anschließend erfolgt die Instruktion der jeweiligen Übung. Alternativ wird auf die jeweiligen ausgedruckten Instruktionen hingewiesen.

9.3 Therapeutische Hausaufgaben

Auch bei kognitiver Defusion gilt es, das Beobachten der Gedanken sowie den Abstand zu den Gedanken kontinuierlich auch außerhalb der Therapiesitzungen zu üben. Die folgenden Hausaufgaben geben den Gruppenmitgliedern die Möglichkeit, die Sitzungsinhalte zu vertiefen. Dabei ist nicht zwingend festgelegt, dass eine bestimmte Hausaufgabe auf eine bestimmte Übung folgen sollte. Eine Kombination von achtsamkeitsorientierter Übung in der Sitzung und der folgenden Hausaufgabe eignet sich jedoch.

Defusion im Rahmen von Achtsamkeit üben

Um Defusion im Rahmen von Achtsamkeit zu üben, eignen sich vor allem Achtsamkeitsübungen mit dem Fokus auf Beobachten von Gedanken. Dazu eignet sich die Wiederholung der Übung »dem Verstand zuhören«. Des Weiteren sind Wiederholungen und Variationen von Achtsamkeitsübungen empfehlenswert, bei welchen imaginative Anteile des Fließens enthalten sind, wie der Sushi-Circle. Weitere Ideen zu Fließelementen finden Sie in Wengenroth (2012, S. 111). Variationen zum Sushi-Circle stellen folgende Übungen dar:

- Gedanken wie Kartons aufs Fließband stellen und weiterfahren lassen (vgl. Huppertz, 2011)
- Gedanken auf Blätter setzen und diese einen Fluss entlang ziehen lassen (vgl. Wengenroth, 2012)
- Gedanken als Wolken am Himmel vorbeiziehen lassen (vgl. Harris, 2011)

Verstand als Wesen oder Figur

Passend zur Funktion des Verstandes wird im Rahmen einer kreativen Hausaufgabe der Verstand als Wesen oder Objekt mit verschiedenen Materialien geformt. Dazu werden einige Objekte und Wesen als Beispiele genannt, die Gruppenmitglieder entscheiden jedoch jeweils selbst, ob sie etwas Vorgegebenes oder etwas Eigenes kreativ umsetzen möchten. Beispiele für Objekte und Wesen:

- Computer
- Maschine
- Strudel
- Ball
- Schmetterling
- Stein
- Papagei
- Arzt
- Teufel

Dazu können verschiedene Materialien verwendet werden, z. B. Ton, Farbe, Ausschnitte aus Zeitschriften sowie Naturelemente. Das Kunstwerk sollte in der nächsten Sitzung vorgestellt und beschrieben werden.

Defusion vs. Fusion

Um die Charakteristika der beiden Zustandsformen noch einmal zu wiederholen, wird das Arbeitsblatt 9.1 genutzt. Die Teilnehmenden sollen alles aufschreiben, was ihnen im Zustand der Fusion sowie der Defusion auffällt.

Beispiele für den Zustand Fusion:

- eingeengt
- verzerrt
- ganz nah
- gefangen
- im Kreis

Beispiele für den Zustand Defusion:

- mit Abstand
- etwas entspannter
- andere Perspektive
- weniger bewertend
- neu

Das Arbeitsblatt wird in der nächsten Sitzung ausgewertet und ggf. ergänzt oder korrigiert durch die unterschiedlichen Beispiele, die in der Gruppe gesammelt werden.

Einen Gedanken haben

Die Gruppenleitung verteilt an die Teilnehmenden drei leere Karteikarten. Die Aufgabe besteht darin, bis zur nächsten Sitzung Gedanken zu beobachten und anschließend in der gleichen Form aufzuschreiben, die bereits in der Übung »Gedanken als das benennen, was sie sind« geübt wurde. Pro Karte soll nur ein isolierter Gedanke aufgeschrieben werden, z. B. »Ich habe den Gedanken, dass ich ein Versager bin«.

Einerseits führt die Beobachtung der Gedanken, das Aufschreiben auf die Karteikarte sowie die spezifische Formulierung zu Abstand zu dem Gedanken. Andererseits können schwierige Gedanken auf den Karteikarten mit in die nächste Sitzung gebracht werden und für die Durchführung von weiteren Defusionsübungen genutzt werden.

9.4 Mögliche Schwierigkeiten und Lösungsvorschläge

Häufig kommt es in Übungen vor, dass Gedanken nicht distanziert wahrgenommen werden, sondern sich die Person im Zustand der Fusion befindet und aus dieser Perspektive in den Kontakt mit der Gruppenleitung oder den anderen Mitgliedern tritt. Im Folgenden sind eine Reihe typischer Schwierigkeiten aufgelistet sowie einige mögliche Lösungsvorschläge.

Typische Muster

- Identifikation mit dem Verstand:
  - »Aber es ist doch so!«
  - »Ich habe immer meinem Verstand vertraut! Ich will auf ihn hören.«
  - »Die anderen (Menschen, nicht Gedanken) sind das Problem.«
- Entscheidungsunsicherheit
  - »Wonach soll ich denn jetzt entscheiden?«
  - »Wenn ich dem Verstand nicht mehr 100% trauen kann, wie entscheide ich dann?«
- Barrieren
  - »Wegen meiner Schmerzen konnte ich das nicht. Die Übung hat gar nichts gebracht.«
  - »Ich konnte mich gar nicht konzentrieren.«
  - »Die konnte ich nicht machen. Das war zu schwer. Ich war nur noch genervt.«
  - »Das ist ja auch nur eine Ablenkung.«
- Positiv-Bias
  - »Ich habe es verstanden, ich soll einfach positiv denken.«
  - »Wenn ich nur positiver denken würde, dann wäre mein Problem gelöst.«
- Vermeidung
  - »Das hat mir nicht gefallen. Das mache ich nicht mehr. Ich war froh, als es vorbei war.«
  - »Durch die Übung habe ich mich mit meinem Denken beschäftigt. Das möchte ich nicht. Dann geht es mir immer schlecht.«
  - »Ich habe die Schotten dichtgemacht. Ich habe Sie gar nicht mehr gehört. Was war Ziel der Übung?«
  - Abbrechen der Übung, aus dem Kontakt gehen, mit anderen Personen sprechen
- Kampf
  - »Die Gedanken, die ich loswerden wollte, wollten nicht wegfliegen.«
  - »Ich habe dann versucht, bewusst etwas anderes zu denken. Der Gedanke kam aber immer wieder.«
  - »Das ist die Depression. Wenn ich gegen diese kämpfe, dann gehen auch die Gedanken weg. Sonst denke ich nicht so.«

- Schuld
  - »Das hat nicht funktioniert. Ich konnte keine Gedanken fassen. Ich habe bestimmt etwas falsch gemacht.«
  - Die Übungen passen nicht zu meinen Problemen. Vielleicht waren die Übungen auch nicht richtig. Naja, das ist ja auch etwas ganz anderes bei mir.
- Leere
  - »Ich habe nichts gedacht. Ich konnte nirgends ansetzten. Nur Leere im Kopf«.

> **!**
>
> Auf die unterschiedlichen Gedankenmuster und Bemerkungen sollten Sie bewusst, nicht automatisiert und defusionsförderlich reagieren, sonst wird Fusion und das spezifische Muster befördert. Mögliche Formulierungen haben wir im Nachfolgenden aufgelistet.

Mögliche Lösungsvorschläge

- Selbstöffnung (vgl. Eifert, 2011, S. 35)
  - »Ich merke gerade, dass ich den Impuls habe, auf den Inhalt Ihrer Gedanken einzugehen. Wir könnten jetzt bestimmt stundenlang darüber diskutieren. Ich frage mich nur, ob uns das weiter bringt?«
  - »Mein Verstand macht das auch immer wieder. Das ist wirklich verlockend.«
  - »Kennen Sie das auch, das Gefühl, nichts zu denken, wenn wir uns darauf konzentrieren? Meist bemerke ich dann doch, dass ich gedacht habe, darüber, dass ich nichts denke. Worauf haben Sie sich fokussiert?«
- Meta-Ebene
  - »Kennen Sie das, dass Ihr Verstand Ihnen etwas erzählt oder verkaufen will?«
  - »Was ist das für ein Gedanke?«
  - »Was sagt der Verstand zu Ihnen?«
  - »Das (aufgreifen, was die Person gesagt hat) ist auch ein interessanter Gedanke.«
  - »Sie können Ihrem Verstand für seinen Job, den er gerade macht danken. Zum Beispiel: Danke lieber Verstand, dass du kritisch hinterfragst.«
  - Bei Bewertungen: »Was macht Ihr Verstand gerade?«
  - »Milch ist auch nur ein Begriff, ein Wort.«
  - »Welche Funktion hat dieser Gedanke?«
- Entscheidungsfähigkeit und Handeln stärken
  - »Obwohl der Verstand sagt (mit der Hand »Plappern« nachahmen und wiederholen, was gesagt wurde), haben Sie sich entschieden, anders zu handeln. Was hat Sie dazu bewogen?«
  - »Wonach könnten Sie entscheiden? Welche Rolle spielen Ihre Werte dabei?«
  - »Sagen Sie das ruhig lauter und schneller. Sie dürfen mit dem Gedanken spielend umgehen.«

- »Kennen Sie diese Muster von sich? Ist es alt oder jung? Wie könnten Sie sich noch entscheiden? Was wollen Sie tun?«

- Offenheit
  - »Welche Erfahrungen haben Sie gemacht?«
  - »Wo im Körper konnten Sie bei der Übung etwas spüren?«
  - »Was war Ihre Lieblingsübung? Mit welcher hatten Sie Schwierigkeiten? Was konnten Sie dabei beobachten? Gab es einen Unterschied zwischen den Übungen?«
  - »Es geht nicht darum, sich über Sie lustig zu machen, sondern Gedanken als das zu nehmen, was sie sind, Gedanken. Ebenso kann ich ernste Gedanken auch leichter nehmen oder meine Perspektive darauf verändern, etwas mit den Gedanken zu tun, als mich nach Ihnen zu richten«.

Suizidgedanken

Natürlich kommt es auch vor, dass eine Person von ihren Suizidgedanken berichtet. Aus unserer Sicht gibt es mehrere Perspektiven und Möglichkeiten, damit umzugehen. Aus der Gruppenperspektive erscheint es sinnvoll, sich zu überlegen, ob die betreffende Person gegen eine Gruppenregel (wenn diese zuvor aufgestellt wurde) verstoßen hat und welche Konsequenzen dafür bestehen. Wir haben für unsere Gruppen entschieden, die Regel aufzustellen, in der Gruppe nicht über Suizidalität zu sprechen, aber doch anzubieten, bei Bedarf auf die Gruppenleitung zuzugehen. Aus der Sicht der Dyade (Gruppenleitung-Gruppenmitglied) ist es wichtig, nicht in Panik zu geraten und auch die vorherigen Strategien auf Suizidgedanken anwenden zu können. Bei der Exploration sollte stets klar werden, ob es sich nur um Gedanken handelt oder ob bereits Pläne zur Umsetzung der Gedanken vorliegen. Bei Gedanken kann Defusion ohne Probleme angewendet werden, da auch Suizidgedanken als Gedanken betrachtet werden können mit der Funktion der Lösungssuche durch den Verstand. So kann die betroffene Person lernen, Gedanken zu beobachten, ohne nach diesen zu handeln. Der Unterschied zwischen Gedanken und Handeln muss jedoch klar sein. Wenn diese nicht bekannt ist, erfolgt eine kurze Psychoedukation dazu. Wenn sich aber die Gedanken in einen nicht kontrollierbaren Drang umwandeln, sollten antisuizidale Strategien angewandt werden. Dies erscheint aus unserer Sicht in der Gruppe überfordernd, sodass Einzelmaßnahmen und ein geregeltes Vorgehen bei Suizidalität angewendet werden müssen.

9.5 Benötigte Materialien/Arbeitsblätter

- AB 9.1 Defusion vs. Fusion
- AB 9.2 Defusions-Parcours
- Brille
- Seil
- Karteikarten, Din A6

Notieren Sie in den beiden Sprechblasen alle Aspekte, die Ihnen zu dem Zustand »mit Gedanken verschmolzen« und zu dem Zustand »Abstand zu Gedanken« einfallen. Dies können spontane Ideen, eigene Erfahrungen oder auch Dinge sein, die Sie in der Behandlung bisher gelernt haben.

Verschmolzen mit Gedanken **Abstand zu Gedanken**

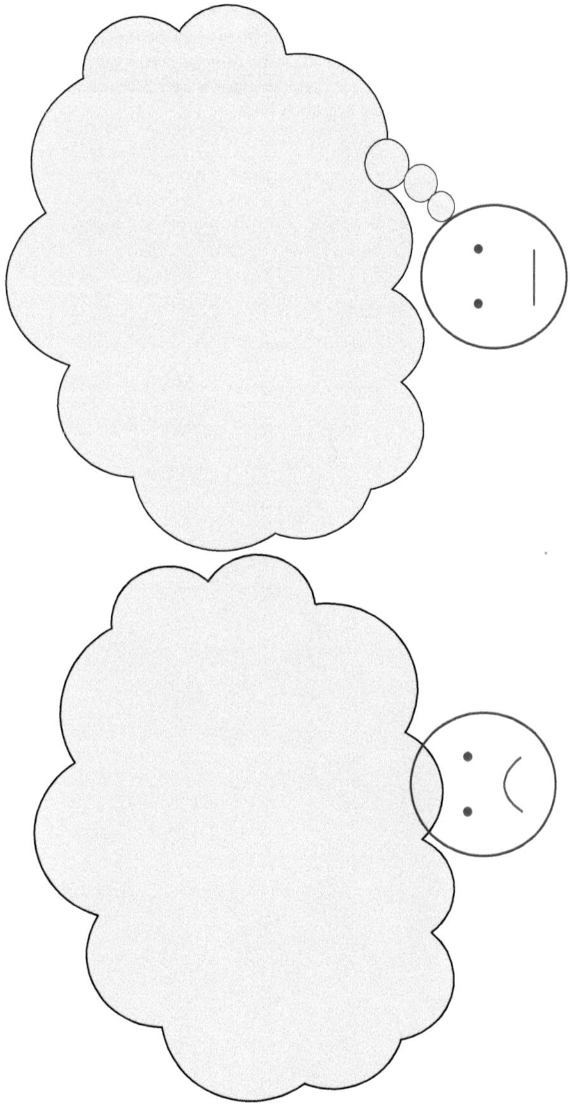

(1) Halten Sie eine Ihrer Hände mit der Innenfläche nach oben nach vorne ausgestreckt.
(2) Stellen Sie sich vor, Sie würden in dieser Hand Ihren hinderlichen Gedanken tragen.
(3) Schließen Sie die Hand und öffnen Sie die Hand dann langsam wieder.
(4) Stellen Sie sich beim Öffnen vor, der Gedanke würde wie ein Schmetterling davon fliegen.
(5) Wiederholen Sie noch einmal die Schritte 1. bis 4.

Was konnten Sie beobachten?

....

....

....

....

....

....

....

....

....

....

(1) Wählen Sie einen Gedanken, zu dem Sie Abstand gewinnen möchten.
(2) Verfremden Sie den Gedanken nacheinander auf folgende Weisen:
- Sagen Sie den Gedanken zuerst in ganz hoher Stimmlage, dann in ganz tiefer.
- Singen Sie den Gedanken.
- Sprechen Sie den Gedanken mit Akzent oder Dialekt.
- Ändern Sie einen bestimmten Buchstaben in ü, ä oder ö.
- Sagen Sie den Gedanken wie ein Filmcharakter, z.B. Darth Vader.

Was konnten Sie beobachten?

....

....

....

....

....

....

....

....

....

....

(1) Nehmen Sie eine achtsame Haltung ein.
(2) Beobachten Sie Ihre Gedanken, wie sie kommen und gehen.
(3) Stellen Sie sich vor, wie Ihre Gedanken wie
   - … Autos vorbeiziehen
   - … der Wind sind, der kommt und geht
   - … Wolken sind, die am Himmel entlangziehen
   - … Blätter auf einem Fluss entlang fließen
   - … auf einem Fließband an Ihnen vorbeiziehen

Was konnten Sie beobachten?

....

....

....

....

....

....

....

....

....

....

(1) Wiederholen Sie 45 Sekunden lang, so oft und so schnell wie Sie können, das Wort: *Milch*.
...Milchmilchmilchmilchmilchmilch...
(2) Suchen Sie einen *Gedanken* aus, der Ihnen durch den Kopf geht und *hinderlich* für Sie ist.
Wiederholen Sie 45 Sekunden lang, so oft und so schnell Sie können, diesen Gedanken.
... XXXXXXXXXXXXXXXXXX ...

Was konnten Sie beobachten?

....
....
....
....
....
....
....
....
....
....

(1) Stellen Sie sich diese Brille als Ihren Verstand bzw. Ihre Gedankenbrille vor. Ziehen Sie die Brille jetzt auf und beschreiben Sie, was Sie *durch die Brille* sehen.

....

....

....

....

....

(2) Ziehen Sie die Brille jetzt ab und schauen Sie *auf die Brille.* Beschreiben Sie, wie es ist, auf die Brille zu schauen.

....

....

....

....

....

(3) Welchen Unterschied gibt es, durch die Brille zu sehen vs. auf die Brille zu schauen?

....

....

....

....

....

(4) Wie lässt sich dies auf den Blick auf Ihre Gedanken übertragen?

....

....

....

....

....

10 Modul 4: Annehmen von Gefühlen – Akzeptanz

Schwerpunkte des Moduls:
- Bisherige Strategien im Umgang mit Gefühlen auf den Prüfstand stellen
- Schrittweise Vermeidung, Kampf und Kontrolle von Gefühlen aufgeben
- Eine offene und annehmende Haltung gegenüber eigenen Gefühlen entwickeln

Im Modul »Akzeptanz« geht es darum, die Gruppe dabei zu unterstützen, bisherige Kontroll-, Kampf- und Vermeidungsstrategien gegenüber den eigenen Gefühlen und Körperempfindungen wahrzunehmen und hinsichtlich ihrer kurz- und langfristigen Konsequenzen abzuwägen. Dabei ist das Ziel, bei den Teilnehmenden einen Zustand der sog. »kreativen Hoffnungslosigkeit« (vgl. Eifert, 2011, S. 41) zu erzeugen. Dies bedeutet, dass die bisherigen Strategien im Umgang mit Gefühlen und Körperempfindungen zwar kurzfristig hilfreich sind, langfristig jedoch eher dazu führen, dass die Barriere immer größer wird – die bisherigen Strategien sind also hoffnungslos. Daraus ergibt sich jedoch die Chance, einen neuen, kreativen Weg zu gehen: genau das Gegenteil von dem zu tun, was man bisher getan hat. Die Teilnehmenden werden dementsprechend dazu eingeladen, ihre eigenen Gefühle und Körperempfindungen nicht abzulehnen, sondern sich stattdessen ihnen gegenüber zu öffnen, ihnen Raum zu geben und sie da sein zu lassen. Das bedeutet dann auch, sich wieder den Dingen zuzuwenden, die einem wichtig sind (vgl. Kap. 11) und die schwierigen Gefühle und Körperempfindungen dabei mitzunehmen.

!

Akzeptanz kann von einigen Teilnehmenden mit Resignation, Bagatellisierung oder Verleugnung verwechselt werden. Daher sollte der Begriff per se eher vermieden werden. Stattdessen kann man von Bereitschaft, Offenheit, Neugier, Annehmen und Mitnehmen sprechen.

10.1 Möglichkeiten der theoretischen Vermittlung

10.1.1 Kreative Hoffnungslosigkeit

Kreative Hoffnungslosigkeit entsteht durch die Gegenüberstellung der kurz- und langfristigen Konsequenzen bisheriger Kampf-, Kontroll- und Vermeidungsstrategien eigener Gefühle und Körperempfindungen. Ziel ist es herauszuarbeiten, dass die Gefühle und Körperempfindungen trotz der Anstrengungen und Energie, die aufgewendet werden, nicht verschwinden. Bei chronischen Schmerzen bspw. werden meist die verschiedensten Strategien eingesetzt, um den Schmerz »loszuwerden«. Dazu gehören die Vermeidung von Situationen und Tätigkeiten, Ärzte-Hopping, Operationen, Medikamenteneinnahme, Schonverhalten und vieles mehr. Diese Strategien führen auf lange Sicht jedoch nicht dazu, dass der Schmerz weggeht. Ganz im Gegenteil wird dieser dadurch aufrechterhalten oder sogar verstärkt. Im Rahmen der theoretischen Vermittlung geht es also darum, Verständnis für die kurzfristige Entlastung durch diese Strategien zu erlangen, jedoch zu erkennen, dass dadurch der Schmerz – oder jede andere Körperempfindung – nicht verschwindet, sondern die Betroffenen daran hindert, die Dinge zu tun, die ihnen wichtig sind. Dies gilt ebenso für Gefühle wie Angst, Traurigkeit, Wut, Scham. Das wiederum kann dazu führen, dass, entgegen des eigentlichen Wunsches, die Körperempfindungen und Gefühle »wegzumachen«, diese sogar noch stärker werden. Um mit den Teilnehmenden diesen Erkenntnisprozess zu erarbeiten, schlagen wir in der Gruppenbehandlung das folgende Vorgehen vor:

(1) Klären, was Gefühle und Körperempfindungen sind und wie man sie erkennen kann
(2) Feststellen, welche Gefühle/Körperempfindungen besonders problematisch erscheinen
(3) Sammlung bisheriger Bewältigungsversuche im Umgang mit schwierigen Gefühlen und Körperempfindungen
(4) Gegenüberstellung des Nutzens und der Kosten der bisherigen Bewältigungsstrategien mithilfe einer Konsequenzanalyse

Der erste Punkt, also die Klärung, was Gefühle sind, ist ein optionaler Einstieg und hängt davon ab, wie viel die Teilnehmenden bereits über Gefühle wissen. Den Teilnehmenden fällt es oftmals schwer, zwischen Gedanken, Gefühlen, Körperempfindungen und Impulsen zu unterscheiden. Auch der zweite Punkt, die Feststellung, welche Gefühle/Körperempfindungen besonders problematisch erscheinen bzw. den Teilnehmenden das Leben schwer machen, kann dann eingesetzt werden, wenn dies noch gar nicht thematisiert wurde. Wenn die Teilnehmenden sich allerdings schon im Rahmen einer oder mehrerer anderer Module damit auseinandergesetzt haben oder bereits viel Therapieerfahrung zu den Punkten (1) und (2) besteht, dann kann direkt mit Punkt (3) eingestiegen werden.

Im Folgenden möchten wir an dieser Stelle einsteigen und mithilfe des u.s. Dialogs ein Beispiel dafür geben, wie man die Punkte (3) und (4) in der Gruppenbehandlung erarbeiten kann. Dabei empfiehlt es sich, die genannten bisherigen Bewältigungsstrategien der Teilnehmenden am Flipchart zu sammeln.

Dialog

GL: In den letzten Stunden haben wir uns immer wieder damit beschäftigt, was es Ihnen oft schwer macht im Leben. Dabei kamen wir auf Schmerzen, Ängste, Antriebslosigkeit, Leere und vieles mehr. Heute würde ich mir gerne mit Ihnen anschauen, was Sie bisher alles getan haben, um diese Gefühle und Empfindungen loszuwerden. Was haben Sie bisher alles versucht?

TN 1: Alles, was mir eingefallen ist. Ich war bereits bei so vielen Ärzten wegen meiner Schmerzen. Ich habe einige Medikamente ausprobiert, aktuell nehme ich ja auch verschiedene Medikamente ein. Und ich war schon in der Tagesklinik, im Schmerzzentrum und ich habe auch schon ein paar Operationen hinter mir. Naja, jetzt bin ich hier.

TN 2: Wegen meiner Ängste war ich auch schon bei der Akupunktur, habe es mit Yoga, Klopftechniken, Entspannung, Atemübungen, Medikamenten und ein paar Therapiesitzungen probiert. Und ich geh nur noch abends vor die Tür.

TN 3: Ja genau. Einige Therapien habe ich auch schon probiert. Mein Hausarzt meinte auch, ich soll Kaffee und Alkohol weglassen und mich mehr bewegen, das mache ich jetzt alles, mir geht es aber immer noch schlecht.

Die Gruppenleitung schreibt in Stichpunkten die Strategien an das Flipchart.

GL: O.K. Ich würde mir gerne heute mit Ihnen an Ihren Beispielen anschauen, was diese Strategien gebracht haben, kurzfristig, aber auch langfristig. Gehen wir jede einzelne Strategie durch, einige von diesen kennen Sie ja alle. Beginnen wir mit der Einnahme von Medikamenten. Was hat Ihnen die Einnahme kurzfristig gebracht?

TN 1: Naja. Ich dachte, die werden mir helfen und die Schmerzen gehen weg.

TN 3: Das dachte ich auch, immerhin hatte mein Arzt die mir ja auch verschrieben, oder?

GL: Wir wollen gar nicht die Behandler bewerten, sondern nur gemeinsam schauen, was die Medikamente, als eine Strategie, Ihnen kurzfristig gebracht haben.

TN 1: Naja. Ich bin ja hier, also so viel haben die nicht geholfen. Andererseits hänge ich mich an jeden Strohhalm, wenn es darum geht, dass die Schmerzen weggehen.

TN 2: Ich hatte schon weniger Angst, habe aber immer mehr Tabletten gebraucht und musste sogar schon mal so einen Entzug davon machen.

Die Gruppenleitung schreibt neben die Strategie Beispiele von kurzfristigen Effekten.

GL: Gibt es noch andere Beispiele, bei denen Sie schon mal bemerkt oder darüber nachgedacht haben, was Ihnen die bisherigen Bewältigungsversuche gebracht haben?

TN 2: Bei der Akupunktur und diesem Klopfen hatte ich schon den Eindruck, dass ich in den ersten Sitzungen irgendwie ruhiger war, aber das hatte nicht lange gehalten und dann bin ich wieder zum Arzt.

GL: Kennen die anderen das auch, dass Sie einerseits ganz viel versucht haben, jedoch immer wieder neue und andere Strategien finden mussten?

TN 1: Ja. Bei mir war es ja auch so. Ist aber ja auch klar. Man muss ja was gegen die tun. Was würden Sie denn tun, wenn Sie so fürchterliche Schmerzen hätten?

GL:	Genau, es ist völlig verständlich, dass der Verstand eine Lösung zum Problem sucht und die heißt für ihn: Finde die Strategie, wie du dein Leid loswirst. Was könnten all diese Strategien, die Sie genannt haben und die ja ganz unterschiedlich sind, dennoch gemeinsam haben?
TN 4:	Also, in dem Moment haben die ja alle schon was gebracht, aber auf lange Sicht scheinen die ja bei uns allen nicht geholfen zu haben, sonst wären wir ja nicht hier.
GL:	Richtig. Ich fasse noch einmal zusammen, was Sie gesagt haben: Sie alle haben ganz viel versucht, um gegen Ihre Gefühle und Körperempfindungen anzukämpfen, diese zu vermeiden und irgendwie darüber Kontrolle zu erlangen. Das alles war sicherlich anstrengend für Sie, hat in dem Moment zu einer kleinen Erleichterung, aber langfristig dazu geführt, dass sich Ihre Probleme entweder gar nicht verändert haben oder sogar schlimmer geworden sind.

Die Gruppenleitung sollte unbedingt darauf achten, dass die Teilnehmenden verstanden haben, dass deren bisherige Anstrengungen kurzfristig nützlich, langfristig jedoch wenig hilfreich gewesen sind. Auf die kurz- und langfristigen Konsequenzen einer Handlung kann sich die Gruppenleitung dann jedes Mal beziehen, wenn die Teilnehmenden skeptisch gegenüber neuen Herangehensweisen sind oder von Vermeidungsverhalten berichten.

Das Arbeitsblatt 10.1 Konsequenzanalyse stellt dabei eine Vertiefungsmöglichkeit für die restliche Sitzung und als Hausaufgabe dar.

10.1.2 Der Gefühlsball

Eine erlebnisorientierte theoretische Vermittlung stellt die Nutzung der Ball-Metapher dar. Die Metapher des Wasserballs, welchen die Person versucht unter Wasser zu drücken, wurde bereits häufiger in der Literatur verwendet, bspw. in der Traumatherapie (Priebe & Dyer, 2014). Im Folgenden werden die Metapher und eine von uns entwickelte Übung in der Gruppe im Einzelnen dargestellt, je nach Zeitplan lassen sich die beiden innerhalb einer Sitzung auch gut kombinieren.

Am besten ist es, diese Metapher im sokratischen Dialog zu erarbeiten; hierzu lassen Sie die Teilnehmenden einfach auf die oben genannten Fragen antworten und leiten Sie durch die Metapher. Im Anschluss daran kann noch einmal der Bezug zu den Gefühlen der Teilnehmenden und deren Erfahrungen mit dem Wegdrücken von Gefühlen genommen werden.

Metapher Gefühlsball

Stellen Sie sich vor, Sie stehen in einem Wasserbecken und halten einen großen Ball in der Hand. Dieser Ball steht für das Gefühl, was Ihnen unangenehm ist, oder die Körperempfindung, die Sie aktuell nicht wollen. Sie versuchen also, den

Ball unter Wasser zu drücken, damit Sie ihn nicht sehen müssen – Sie drücken und drücken. Das ist jedoch ziemlich anstrengend. Was denken Sie, was passiert? Wie lange können Sie diesen Ball unter Wasser drücken? Wahrscheinlich werden Sie irgendwann keine Kraft mehr haben, den Ball unter Wasser zu halten oder vielleicht passen Sie einmal nicht auf und der Ball rutscht Ihnen aus der Hand. Was passiert, wenn Sie loslassen? Sie verlieren die Kontrolle über den Ball, er fliegt hoch in die Luft und wenn Sie Pech haben, klatscht er Ihnen mitten ins Gesicht.

Für die interaktive Übung »Gefühlsball« benötigt die Gruppenleitung einen Ball. Die Übung hat das Ziel, die »Hoffnungslosigkeit des Weghabenwollens« erfahrbar zu machen. Die Gruppenleitung stellt dabei der Gruppe den Ball als ein Gefühl oder eine Körperempfindung vor. Dann wird eine (freiwillige) Person aus der Gruppe ausgewählt und deren individuell schwieriges Gefühl, bspw. Angst, oder eine Körperempfindung, wie Schmerz, konkret benannt. Anschließend wirft die Gruppenleitung den Gefühlsball der Person zu, sodass diese den Ball fängt. Die Gruppenleitung erfragt, wie die Person mit dem Ball normalerweise umgeht oder umgehen möchte. In den meisten Fällen werden Handlungsweisen wie Wegschmeißen benannt. Die Person wird von der Gruppenleitung instruiert, dies zu tun. Jetzt werden die anderen Teilnehmenden hinzugezogen und diese befragt, ob diese den Gefühlsball der ersten Person haben wollen. Diese antworten wiederum in den allermeisten Fällen mit »Nein« und geben den Ball weiter. So entsteht ein wildes Hin- und Herwerfen des Gefühlsballs, den niemand haben möchte. In diesem Spiel werden somit diverse Strategien des Kampfes gegen Gefühle verdeutlicht. Der folgende Dialog stellt die Übung in der Interaktion zwischen Gruppenleitung und Teilnehmenden dar.

Übung Gefühlsball

GL: Ich habe heute einen Ball mitgebracht. Der repräsentiert ein Gefühl oder eine Körperempfindung. *[Die Gruppenleitung hält den Ball hoch und sagt dann zu einem der Teilnehmenden:]* Beispielsweise ist das ihre Angst. *[Die Gruppenleitung wirft den Ball zu dem Teilnehmenden und sagt dabei:]* Was würden Sie am liebsten damit tun?

TN 1: Na wegschmeißen natürlich!

GL: Na dann machen Sie das doch mal.

TN 1: *[Wirft den Ball zu TN 2.]* So, bitteschön!

GL: *[Wendet sich an TN 2:]* Wollen Sie die Angst haben?

TN 2: Auf keinen Fall! Ich habe selbst schon genug Angst, die kannst du wiederhaben. *[Wirft den Ball zurück zu TN 1.]*

GL: *[Wendet sich an TN 1:]* Was machen Sie jetzt?

TN 1: Dann schmeiße ich die Angst halt woandershin. *[Wirft den Ball irgendwo in eine Ecke des Raumes.]*

GL:	*[Holt den Ball zurück, gibt ihn an TN 1 und sagt]* Oh, Entschuldigung, ich glaube Sie haben Ihre Angst verloren! Hier bitteschön, ich gebe Sie Ihnen zurück.
TN 1:	Ganz schön hartnäckig.
GL:	Genau, Sie merken, dass es gar nicht so leicht ist, Ihre Angst loszuwerden. Und es ist sicherlich auch ganz schön anstrengend, sich immer wieder etwas Neues überlegen zu müssen. Wie gut konnten Sie sich denn gerade auf etwas anderes konzentrieren?
TN 1:	Gar nicht! Ich war nur damit beschäftigt, darauf zu achten, was passiert.
GL:	*[Wendet sich an die Gruppe]* Und, kommt Ihnen das bekannt vor?
TN 3:	Mit meinem Schmerz ist es genauso. Immer wieder versuche ich den Schmerz loszuwerden und doch ist er immer da.
GL:	Das heißt, Sie stecken fest. Was machen wir jetzt damit? Fällt Ihnen eine Alternative ein, wie Sie mit Ihrem Gefühlsball umgehen können?

In der Auswertung der Übung ist entscheidend, dass die Erfahrung geteilt wird, dass egal, was die Teilnehmenden sich einfallen lassen, der Gefühlsball früher oder später doch immer wieder zu ihnen zurückkommt. Als Alternative wird hergeleitet, dass die Möglichkeit besteht, den Ball bspw. auf seinem Schoß liegen zu lassen, anstatt sich die ganze Zeit damit zu beschäftigen, ihn wegzubekommen. Dies ist dann der erste Schritt in Richtung einer neuen, annehmenden Haltung seinen Gefühlen gegenüber: Akzeptanz.

Zur weiteren Vertiefung kann an dieser Stelle das Arbeitsblatt 10.2 »Mein Gefühlsball« als Hausaufgabe aufgegeben werden. Anhand des Arbeitsblattes können die Teilnehmenden individuell für sich reflektieren, gegen welche Gefühle und Körperempfindungen sie bisher angekämpft haben und welche sie nun üben möchten, da sein zu lassen.

10.2 Sammlung erlebnisorientierter Übungen

Tauziehen mit dem Problemmonster

Die »Tauzieh-Übung« in der Gruppe ist angelehnt an die in der Einzeltherapie dargestellte Metaphernübung »Loslassen des Tauziehens mit Problem-Monstern« von Eifert (2011, S. 45). Wir haben sie für die Gruppentherapie angepasst, indem die Gruppe in zwei Teilgruppen aufgeteilt wird. Jede Person sucht sich einen »Gegenspieler« aus der anderen Kleingruppe aus, der sein Gefühl oder seine Körperempfindung darstellt, gegen welche er sonst kämpft.

Übung

Tauziehen mit dem Problemmonster

Jeder sucht sich einen Partner oder eine Partnerin, der eine steht für das Gefühl des anderen. Es geht um die Gefühle oder Empfindungen im Körper, die für Sie schwierig sind und die Sie normalerweise nicht haben wollen. Das können z. B. Ihre Trauer, Angst, Wut oder auch Ihr Schwindel, Ihr Schmerz, Ihre Unruhe sein. Entscheiden Sie sich für ein Gefühl oder eine Empfindung. Stellen Sie sich gegenüber und schauen Sie sich gegenseitig an, d.h. fokussieren Sie Ihr Gefühl, behalten Sie Ihr Gefühl im Auge. Ich habe heute ein Seil mitgebracht, mit welchem wir jetzt in diesen zwei Kleingruppen gegeneinander antreten werden. Beim Tauziehen geht es ums Gewinnen, also versuchen Sie, Ihr Gefühl zu bekämpfen, versuchen Sie, Ihre ganze Energie in den Kampf zu legen, bis ich Stopp sage.
[Die Gruppenleitung stellt die zwei Gruppen an das jeweilige Seilende und stellt sich in die Mitte des Seils.]
Wenn ich LOS sage, dann ziehen Sie, so fest Sie können. Sie wollen schließlich Ihr Gefühl besiegen. LOS. Nehmen Sie wahr, wie anstrengend es ist? PAUSE.
Können Sie gerade noch andere Dinge nebenbei tun? PAUSE. Wer könnte jetzt zum Beispiel einkaufen oder in den Park gehen oder die Steuererklärung machen? PAUSE. Ziehen Sie weiter, Sie geben ja wohl nicht auf. PAUSE. Und jetzt STOPP, lassen Sie alle das Seil los, schließen Sie die Augen und beobachten Sie, was Sie wahrnehmen. PAUSE. Öffnen Sie die Augen und gehen Sie jetzt auf Ihr Gefühl zu. Sie müssen gar nichts weiter tun, als bei Ihrem Gefühl zu sein. PAUSE. Beobachten Sie, was sich verändert hat.

In der Auswertung der Übung werden die Erfahrungen der Teilnehmenden ausgetauscht. Dabei können folgende Fragen eine Orientierung geben:

- Welche Erfahrung haben Sie in der Übung gemacht?
- Wieviel Energie und Kraft hat Sie der Kampf gekostet?
- Auf was haben Sie sich beim Kämpfen fokussiert?
- Konnten Sie währenddessen etwas anderes tun oder denken?
- Wie war es loszulassen? Was haben Sie dabei gespürt oder gedacht?
- Wie war es, auf Ihr Gefühl zuzugehen?
- War etwas anders als zuvor?
- War am Ende etwas möglich, was vorher nicht möglich war?

!

In der Auswertung sollte eine offene Haltung gegenüber den Erfahrungen bestehen. Dabei können auch andere Erfahrungen gemacht werden, als die Gruppenleitung annimmt, bspw. dass die Teilnehmenden es komisch, leer und sinnlos empfinden, das Seil loszulassen oder den Eindruck haben, dadurch die Kontrolle zu verlieren. Dadurch werden neue Aspekte der Funktion des Kampfes deutlich.

Häufig wird der Kampf als anstrengend erlebt und Werte und Ziele werden aus den Augen verloren, der Fokus liegt auf dem Kampf, wie eben auch aus dem Alltag der Personen bekannt. Gleichzeitig sollte auch nicht mit »loslassen« etwas wie »verlieren« oder »fallen lassen« verbunden werden, da es nicht um eine »neue« Strategie geht, das Gefühl loszuwerden, sondern nur darum, den Kampf aufzugeben. Es ist gleichzeitig aber auch klar, dass der Endprozess, nämlich auf das Gefühl zuzugehen und es als Teil von sich selbst anzuerkennen, nicht einfach ist. Daher haben wir dies in die Übung eingebaut, um diesen Prozess zu versinnbildlichen.

Insgesamt werden die Teilnehmenden ermutigt, Erfahrungen damit zu machen, den Kampf gegenüber den Gefühlen und Körperempfindungen loszulassen und erste Schritte in Richtung ihres Erlebens zu gehen und damit Kapazitäten für die Werteorientierung zu entwickeln.

Chinesische Fingerfalle

Diese Übung haben wir angelehnt an die Übung »Chinesische Fingerfalle« von Eifert (2011, S. 43) und an die Bedingungen in der Gruppe angepasst. Für alle Teilnehmenden werden Fingerfallen in die Gruppe mitgebracht und ausgeteilt. Am besten ist es, beim Austeilen den Namen »Fingerfalle« nicht zu verwenden, damit die Teilnehmenden nicht suggeriert bekommen, worum es gehen könnte. Nachdem die Fingerfallen ausgeteilt wurden, sollen sich die Teilnehmenden erst einmal selbst damit beschäftigen und ein bisschen ausprobieren, was man damit tun kann. Meist finden die Teilnehmenden schnell heraus, dass sich jeweils ein Finger in die jeweilige Öffnung stecken lässt.

Übung

Chinesische Fingerfalle

Ich sehe, Sie haben sich schon alle etwas mit diesem »Ding«, dass ich Ihnen mitgebracht habe, vertraut gemacht. Ich würde mit Ihnen jetzt gerne eine kleine Übung machen. Stellen Sie sich vor, Ihr linker Finger *[Gruppenleitung hebt ihren Finger hoch]*, das sind Sie. Stecken Sie den linken Finger jetzt in die linke Öffnung. Der rechte Finger stellt Ihr Gefühl dar *[Gruppenleitung hebt ihren Finger hoch]*. Stecken Sie nun auch den rechten Finger in die rechte Öffnung. Was tun Sie automatisch? *[Gruppenleitung beobachtet die Gruppe und lässt einige Teilnehmenden beschreiben, was Sie tun.]*
Was machen Sie automatisch? Aha, wir ziehen stärker und es wird dadurch noch enger. Was können Sie noch machen? Können Sie entscheiden, was Sie tun? Wenn

Sie jetzt einmal probieren, entgegen Ihrer Intuition zu handeln, etwas tun, was Sie sonst nie tun würden?
[Die Gruppenleitung als Modell bewegt ihre Finger aufeinander zu.]
Was passiert? Aha, es wird lockerer, Sie kommen raus. Was könnte das im Umgang mit Gefühlen bedeuten?

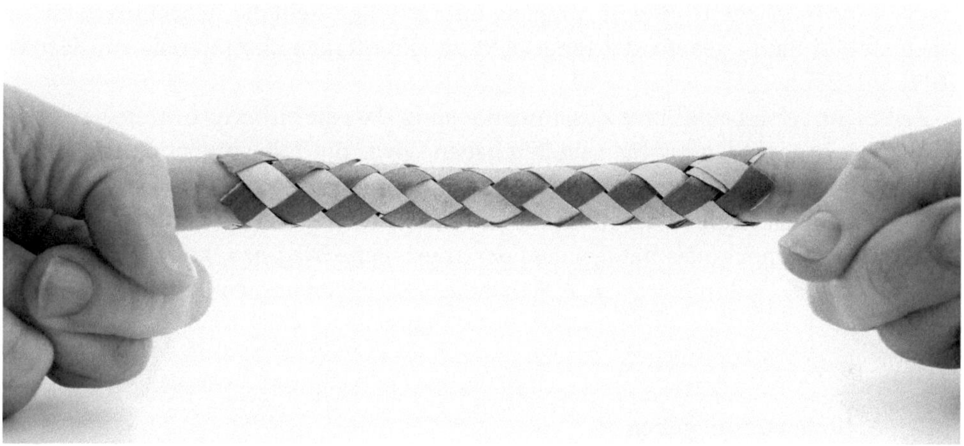

Abbildung 10.1 Chinesische Fingerfalle

Die meisten Teilnehmenden werden intuitiv zunächst die beiden Finger auseinanderziehen und dabei bemerken, mit dieser Strategie nicht aus der »Falle« zu kommen. Die Gruppenleitung sollte nicht zu viel erklären, sondern die Teilnehmenden selbst die Erfahrungen machen lassen. In der Regel finden die Teilnehmenden auch ohne Instruktion der Gruppenleitung heraus, wie sie sich befreien können.

In der Auswertung wird einerseits auf die automatische intuitive Reaktion des Auseinanderziehens als Symbol für »weg vom Gefühl« hingewiesen, andererseits die einzelnen Schritte der »Befreiung« exploriert. Das »Aufeinander zugehen« der Finger ist dabei im Fokus. Im Anschluss werden Ideen gesammelt, was dies mit dem Umgang mit Gefühlen und Körperempfindungen zu tun haben könnte:

- Intuitiv machen wir alle das Gleiche: Wir gehen weg von unserem Gefühl.
- Die bisherige Strategie, mich wegzubewegen, hilft kurzfristig: Meine Finger entfernen sich.
- Langfristig ist es anstrengend und ich kann mich nicht bewegen, bin eingeengt oder in der Falle und das Gefühl ist auch noch da.
- Eine neue, zunächst völlig kontraintuitive Strategie, das darauf zuzubewegen, kann uns aus dieser Enge befreien und neue Möglichkeiten eröffnen.

Den Gefühlen Raum geben

Wenn die Teilnehmenden ausreichend verstanden haben, dass die bisherigen Strategien hoffnungslos waren, und bereit dafür sind, eine neue, zunächst kontraintuitive Haltung ihren Gefühlen gegenüber einzunehmen, können unterschiedliche nach innen fokussierte Achtsamkeitsübungen angeboten werden. Diese regen die Teilnehmenden dazu an, sich mit ihren Gefühlen und Körperempfindungen auseinanderzusetzen, sie zu beobachten, nicht zu bewerten, ihnen Raum zu geben und üben sie da sein zu lassen. Eine mögliche Übung im Umgang mit Gefühlen stellt die Achtsamkeitsübung »dem Gefühl Raum geben« dar (angelehnt an »Emotionen akzeptieren« von Harris, 2011, S. 222 ff.).

Zu Beginn erfolgt eine kurze Zusammenfassung, dass die bisherigen Strategien kurzfristig, jedoch nicht langfristig, geholfen haben, sowie die Teilnehmenden sich häufig von ihren Werten entfernt haben, da sie sich auf die Strategien konzentriert haben, die dazu dienen, Gefühle oder Körperempfindungen zu reduzieren oder loszuwerden. Zusätzlich wird nochmals betont, dass der angebotene Weg neu, kontraintuitiv und anstrengend ist. Dadurch werden Widerstände vorweggenommen und normalisiert.

Übung

Den Gefühlen Raum geben

Wir haben uns in der letzten Sitzung angeschaut, dass ein unterschiedlicher Umgang mit unseren Gefühlen und Empfindungen zu unterschiedlichen Effekten führt, meist kurzfristig entlastend oder Kontrolle gebend, jedoch langfristig häufig an unseren Werten vorbeiläuft. Gefühle können nicht bezwungen werden, wir können ihnen jedoch näherkommen und sie anders behandeln als bisher. Dazu würde ich Sie bitten, sich jetzt vorzustellen, welchem Wert Sie näherkommen wollen und welches Gefühl oder welche Körperempfindung Sie häufig davon abhält. PAUSE.

In der Übung, die wir jetzt gemeinsam durchführen, werden wir einzelne Schritte durchlaufen, die Ihnen helfen können, das Gefühl da sein zu lassen und Sie darauf vorbereiten, dieses Gefühl in Richtung des Wertes mitnehmen zu können. Dies gilt auch für schwierige Körperempfindungen. Wenn Sie bereit sind, würde ich Sie bitten, jetzt mit mir eine etwas längere nach innen gerichtete Achtsamkeitsübung durchzuführen. PAUSE.

Schließen Sie die Augen und atmen Sie bewusst ein und aus. Richten Sie Ihren Blick nach innen und beobachten Sie, was da ist. PAUSE. Können Sie ein Gefühl oder eine Empfindung in Ihrem Körper orten? PAUSE. Dort, wo Sie etwas spüren, legen Sie Ihre rechte oder linke Hand drauf. PAUSE. Versuchen Sie bewusst in diese Stelle hinein zu atmen, auch wenn Ihr Verstand sagt, dass dies nicht geht. Schicken Sie Ihren Atem an diese Stelle, als würden Sie das Gefühl oder die Empfindung beatmen. PAUSE. Lassen Sie das Gefühl und Ihre Empfindung da sein. Wenn es mehr Raum benötigt, dann lassen Sie die Grenzen um das Gefühl herum weicher werden, geben Sie ihm Platz. PAUSE. Beschreiben Sie währenddessen das Gefühl oder die Empfindung, wie fühlt es sich an? PAUSE. Welche Farbe hat es? PAUSE. Welche Form? PAUSE. Welche Größe? PAUSE. Wenn es aus einem Material wäre, wie sieht es aus? PAUSE. Wenn es ein Objekt wäre, wie würden Sie es zeichnen? PAUSE. Beobachten Sie, dass Sie dieses Gefühl, diese Körperempfindung halten können, dass Sie es tragen können und größer sind, als dieses. PAUSE. Wenden Sie sich noch ein wenig dem Gefühl zu, lassen Sie es noch ein wenig da sein. PAUSE (eine Minute lang). Kommen Sie langsam zurück in den Raum. PAUSE. Bewegen Sie sich etwas, strecken Sie sich, öffnen Sie langsam die Augen und schauen sich um, alles in Ihrem Tempo.

In der Auswertung erfolgt einerseits der Erfahrungsaustausuch zu der Wahrnehmung des Gefühls und der Körperempfindung sowie deren beschriebenen Qualitäten, andererseits zu der anderen Art des Umgangs mit dem Gefühl und der Körperempfindung. Die einzelnen Schritte werden am Ende der Auswertung am Flipchart zusammengefasst. Die therapeutische Hausaufgabe besteht in der Wiederholung der Übung.

10.3 Therapeutische Hausaufgaben

Akzeptanzfördernde Achtsamkeitsübungen

Um diesen neu erarbeiteten Ansatz im Alltag zu trainieren, sollten vor allem nach innen gerichtete und auf Gefühle und Körperempfindungen bezogene Achtsamkeitsübungen eingesetzt werden, welche zusätzlich neben dem wahrnehmenden auch eine akzeptanzbezogene Haltung vermitteln. Dazu wird die Übung »den Gefühlen Raum geben« im Alltag wiederholt.

Als Variation und Ergänzung verweisen wir zudem auf folgende Übungen:

- Ein Gefühl wahrnehmen (Huppertz 2011, S. 87)
- Nein oder Ja zu Ihrem Inneren (Wengenroth 2017, S. 68)
- Gefühlen Raum geben (Wengenroth 2017, S. 70)
- Emotionen akzeptieren (Harris 2011, S. 222ff)

Konsequenzanalyse zu bisherigen Strategien

Zur Vertiefung der kreativen Hoffnungslosigkeit erfolgt als Vertiefung eine schriftliche individuelle Konsequenzanalyse zu den bisher verwendeten Strategien. Dazu wird als Vorlage das Arbeitsblatt 10.1 verwendet.

Als Ergänzung zum Arbeitsblatt werden den Teilnehmenden folgende Fragen zur Selbstexploration mitgegeben:

(1) Versuchen Sie, die für Sie schwierigen Gefühle und Körperempfindungen zu benennen und aufzuschreiben.
(2) Welche Strategien nutzen Sie bisher, um Ihre Gefühle oder Körperempfindungen zu reduzieren, wegzudrücken oder gegen sie anzukämpfen?

(3) Was ist der bisherige kurzfristige Nutzen dieser Strategien?
(4) Was sind die Kosten und langfristigen negativen Konsequenzen dieser Strategien?
(5) Wofür könnte es sich evtl. lohnen, anders mit Ihren Gefühlen und Körperempfindungen umzugehen?

Akzeptanz im Alltag üben – Exposition

Um im Alltag die Verbindung zwischen Werteorientierung und dem Sinn von Annehmen der Gefühle und Empfindungen zu verbinden, ist es, wie in der klassischen KVT, nötig, sich auch im Alltag seinen schwierigen Gefühlen und Körperempfindungen zu stellen. Dabei wird jedoch stets werteorientiert vorgegangen. Die Integration von Exposition durch »Fühleübungen« ist angelehnt an Eifert und Forsyth (2008, S. 255ff).

Die Teilnehmenden erhalten dazu folgende Hausaufgabe:

(1) »Überlegen Sie einmal, wovon Sie dieses schwierige Gefühl, welchem Sie sich gerade heute in der Sitzung geöffnet haben, bisher abgehalten hat?«
(2) »Wie könnten Sie jetzt ganz praktisch bis zur nächsten Sitzung üben, Ihr Gefühl anzunehmen und mitzunehmen?«
(3) »Was haben Sie schon lange nicht mehr gemacht? Überlegen Sie sich bis zum nächsten Mal eine Handlung, die Ihnen wichtig ist, bei der Sie bereits sind, Ihr Gefühl mitzunehmen.«

10.4 Mögliche Schwierigkeiten und Lösungsvorschläge

Gedankliche Vermeidungsstrategien

Ähnlich wie Verhaltenstherapeuten in der Expositionsbehandlung auf gedankliche Vermeidungsstrategien achten, beobachten wir bei vielen Teilnehmenden bei nach innen gerichteten Achtsamkeitsübungen und beim Training, die Empfindungen anzunehmen, natürliche Vermeidungsmechanismen, die auch gedanklicher Natur sind. Dies sind Ablenkungen, »positives Denken«, »Sicherheitsdenken«, die Übung nicht durchführen und trotzdem die Augen schließen, die Angabe, keine Gefühle zu haben, und vieles mehr. Genauso wie in der klassischen KVT ist es wichtig, als Gruppenleitung achtsam diese Strategien wahrzunehmen, danach gezielt zu fragen und zu validieren, dass das Weglassen der bisherigen Strategien zu einer Verstärkung der Gefühle und Körperempfindungen führen kann. Gleichzeitig können auch gedankliche Vermeidungsstrategien im Rahmen der kreativen Hoffnungslosigkeit und Konsequenzanalyse auf ihre Effektivität überprüft werden.

Erdulden oder Resignieren anstatt Annehmen

Wie oben bereits erwähnt, verstehen einige Teilnehmende Akzeptanz als Erdulden und Resignation, dies verstärkt schließlich die bisher angewandten Strategien und führt auch zu einer dysfunktionalen Haltung gegenüber Gefühlen. Daher sollte stets darauf geachtet werden, wie über Gefühle und Körperempfindungen gesprochen wird und, wie bereits zu Beginn geschildert, dass der »Akzeptanzbegriff« selten fallen sollte, da über die sprachliche Komponente der Prozess eher beeinträchtigt wird. Stattdessen kann stets von »Annehmen« gesprochen werden, dies ist ein aktiver, offener Prozess, der schließlich das Gegenteil von Resignation und Erdulden darstellt.

Zunahme der Gefühle und Körperempfindungen

Die Übungen führen bei einigen Teilnehmenden zu einer Zunahme der wahrgenommenen Intensität der Gefühle und Empfindungen. Dies führt in den meisten Fällen zu einer Ablehnung der Übungen, da die Haltung gegenüber den schwierigen Gefühlen und Körperempfindungen sich noch nicht verändert hat:

- »Es hat mich frustriert, dass das Gefühl immer noch da war!«
- »Es war total schlimm, ich war völlig überwältigt von meinen ganzen Gefühlen.«
- »Jetzt war wieder die Traurigkeit da, ich wünsche mir aber positive Gefühle.«
- »Die Angst und Unruhe war wieder so extrem, ich habe das nicht ausgehalten.«

Auch hier ist zunächst ein Verständnis für die kritische Haltung gegenüber Gefühlen und Körperempfindungen zu zeigen und den dazugehörigen Impuls zu normalisieren, eine Übung abzulehnen, die zu einer Zunahme der Gefühle und Körperempfindungen führt. Dies ist ja der Grund, warum die ganzen bisherigen Strategien eingesetzt wurden. Gleichzeitig sollte die Gruppenleitung auch ein Modell für den neuen Weg der Bereitschaft darstellen, gemeinsam daran zu arbeiten, sich den Gefühlen und Körperempfindungen anders zu widmen. Dabei liegt die Entscheidung, wofür sie sich entscheiden, jedoch stets bei den Teilnehmenden. Dazu wird nochmals erfragt, was die bisherigen Strategien gebracht haben, und auf dieser Grundlage basierend, welchen Weg die Teilnehmenden einschlagen wollen, den alten oder den neuen. Eine weitere Möglichkeit der Reaktion stellt die Exploration der einzelnen Befürchtungen der Teilnehmenden durch die Gruppenleitung dar. Der folgende Dialog stellt eine solche Exploration dar.

Dialog

TN: Ich habe Angst davor, dass ich völlig überwältigt werde, wenn ich mich meinen Gefühlen zuwende.

GL: Was genau würde es denn bedeuten, wenn Sie »überwältigt« werden?

TN: Ich weiß nicht genau, dass ich es vielleicht nicht aushalte.

GL: Und was genau meinen Sie mit »nicht aushalten«?

TN: Hm, naja, dass ich irgendwie durchdrehe und alles noch schlimmer wird. Genauer kann ich es nicht sagen.

GL: Wäre es dann vielleicht doch besser, bei den alten Strategien zu bleiben?

TN: Auf keinen Fall! Das bringt ja auch nichts.

GL: Sie haben gesagt, dass Sie nicht so richtig sagen können, was es bedeutet, Ihre Gefühle nicht auszuhalten. Wie könnten Sie das denn herausfinden?

TN: Ich weiß. Indem ich es ausprobiere.

!

Je mehr die Gruppenleitung zu Akzeptanz drängt, umso mehr kann dies bei den Teilnehmenden zu Abwehr und zur Hinwendung zu den alten Strategien führen. Daher ist es wichtig, dass die Haltung der Gruppenleitung stets offen, einladend und neugierig bezüglich des Umgangs mit Gefühlen und Körperempfindungen ist. Die Teilnehmenden sollen auf Basis der Konsequenzanalyse und der neuen Übungen sich selbst ein Bild dazu machen, welche Effekte die bisherigen Strategien hatten und wie der neue Weg aussehen könnte.

10.5 Benötigte Materialien und Arbeitsblätter

- AB 10.1 Konsequenzanalyse
- AB 10.2 Mein Gefühlsball
- Chinesische Fingerfallen
- Seil
- Ball

AB 10.1 Bisheriger Umgang mit Gefühlen: Konsequenzanalyse

Nehmen Sie sich einen Moment Zeit, um ein Gefühl oder eine Körperempfindung auszuwählen, die es Ihnen manchmal schwer macht. Dies könnten z.B. Angst, Traurigkeit, Antriebslosigkeit, Leere, Rückenschmerzen oder Herzrasen sein. Wählen Sie dann eine Strategie aus, mit der Sie bisher versucht haben, das ausgewählte Gefühl bzw. die ausgewählte Körperempfindung zu bewältigen. Schreiben Sie danach auf, was auf kurze Sicht (kurzfristig) und auf lange Sicht (langfristig) sowohl gut (+) als auch schlecht (-) an der Strategie gewesen ist.

Gefühl/Körperempfindung:

....

Bisherige Bewältigungsstrategie:

....

....

....

	Das war gut an der Strategie (+)	**Das war nicht gut an der Strategie (-)**
KURZFRISTIG		
LANGFRISTIG		

AB 10.2 Mein Gefühlsball

Schreiben Sie alle Gefühle und/oder Körperempfindungen auf, die Sie in der Vergangenheit versucht haben, von sich wegzudrücken

Welche Gefühle und Körperempfindungen befinden sich in Ihrem Gefühlsball?

- ▲ ....
- ▲ ....
- ▲ ....
- ▲ ....
- ▲ ....
- ▲ ....
- ▲ ....
- ▲ ....
- ▲ ....
- ▲ ....

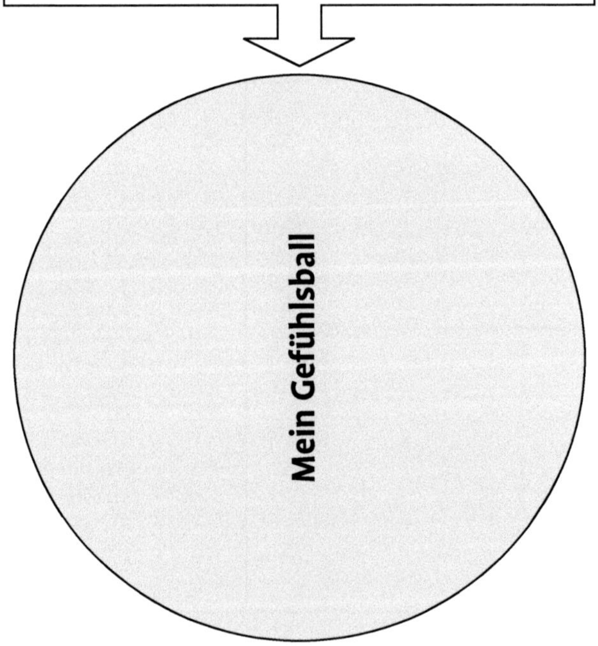

11 Modul 5: Was ist mir wichtig – Werte

Schwerpunkte des Moduls:

- Feststellen, was einem wichtig im Leben ist
- Kontakt zu Werten herstellen, die in den Hintergrund getreten sind
- Sich für eine werteorientierte Richtung entscheiden, um sich aktiv in diese Richtung bewegen zu können

In diesem Modul wird mit den Teilnehmenden herausgearbeitet, was ihnen im Leben wichtig ist und eine Richtung vorgibt, an der sie ihr Handeln orientieren können: Es geht um die sog. Werte. Wertearbeit kann z.T. etwas abstrakt wirken, weil Werte oft wenig greifbar erscheinen – sie wirken nicht so konkret wie Ziele, mit denen sie nicht verwechselt werden sollten. Es ist wichtig, diesen Unterschied mit den Teilnehmenden zu klären.

Die individuellen Werte einer Person können sich auf ganz unterschiedliche Lebensbereiche, wie z.B. Arbeit, Freizeit, Beziehungen, Gesundheit oder Selbstfürsorge, beziehen. Sie können sich gegenseitig ergänzen, zu einander in Konkurrenz stehen und sie können durch Krisen, schwere Erkrankungen oder auch durch das innere Erleben in den Hintergrund rücken. In der Gruppe sollen die Teilnehmenden wieder in Kontakt mit ihren Werten gebracht werden, zueinander in Konkurrenz stehende Werte wahrnehmen und sich letztendlich für einen möglichen (und realistischen) Weg entscheiden, in dessen Richtung sie sich bewegen möchten.

Werte sind nicht zu verwechseln mit Zielen. Sie können nicht erreicht, nicht »abgehakt« oder erfüllt werden, sie bilden vielmehr eine Grundlage, eine »Orientierung« für die Ausrichtung unseres Handelns (vgl. Eifert, 2011, S. 23). Beispielsweise kann der Wert, eine liebevolle Partnerin zu sein, nie endgültig erreicht werden, jedoch eine tägliche Orientierung für das Handeln gegenüber dem Partner darstellen. Ein Ziel, wie z.B. einen bestimmten Abschluss zu erreichen, kann jedoch verschiedenen Werten zugrunde liegen. Es gibt zudem viele andere Konzepte, die mit Werten verwechselt werden können und die auch unser Handeln leiten. Dazu gehören Ziele, aber auch andere Konzepte wie bspw. moralische Vorstellungen, Normen oder sozial erwünschtes Verhalten. Um sich den dahinter liegenden Werten oder auch anderen Konzepten zu nähern, können etwa folgende Fragen an dem Beispiel des Ziels »einen Abschluss erwerben« gestellt werden:

- Warum wollen Sie diesen Abschluss erreichen?
- Wohin führt Sie das?
- Was versuchen Sie dadurch?

In der Arbeit mit den Teilnehmenden ist es wichtig, den Unterschied zwischen Werten, Zielen und anderen Konzepten zu klären, dann den Kontakt zu wirklichen Werten herzustellen, und dabei die individuellen Werte von Zielen und anderen Konzepten abzugrenzen. Tabelle 11.1 gibt eine Übersicht über tatsächliche Werte im Vergleich zu Zielen und verschiedenen anderen Konzepten. Zur Abgrenzung von Werten und anderen Konzepten siehe weiterführend Wengenroth (2012, S. 176f), Eifert und Forsyth (2008) sowie Harris (2011, S. 308ff).

Tabelle 11.1 Werte vs. Ziele und andere Konzepte

Werte	Ziele	Andere Konzepte
▶ Was mir wichtig ist zu tun, z.B. mich regelmäßig bewegen ▶ Was mir besonders am Herzen liegt, z.B. eine liebevolle Partnerin zu sein ▶ Wie ich mich verhalten oder sein möchte, z.B. erfolgreich in meiner beruflichen Tätigkeit ▶ Von mir selbst gewählte Orientierung für mein Verhalten in verschiedenen Lebensbereichen, z.B. ehrlich und authentisch in Beziehungen	▶ Ergebnisse, z.B. 5 Stationen Bahn fahren können ▶ Stationen auf dem Weg, z.B. 10 kg abnehmen ▶ Erreichbar, z.B. Heirat ▶ Erwerbbar, z.B. Nein sagen können ▶ an Diskrepanz zwischen SOLL-IST orientiert, z.B. weniger Schmerzen haben wollen	▶ Moralische Vorstellungen, z.B. »*Ich darf nicht stehlen.*« ▶ Normen, z.B. »*Ich muss mich immer korrekt verhalten.*« ▶ Sozial erwünschtes Verhalten, z.B. Ja-Sagen zu Aufgaben ▶ Stärken, z.B. »*Ich bin gut in logischem Denken.*« ▶ Besitz, z.B. »*Ich will reich sein.*« ▶ Erwartungen an andere, z.B. »*Mein Partner soll mehr Zeit für mich haben.*« ▶ unrealistische Ideale, z.B. »*Ich muss wie ein Model aussehen.*« ▶ Gesellschaftliche Normen, z.B. »*Die Frau bleibt das erste Jahr in Babypause.*«

Die Erarbeitung der Wertedefinition in der Gruppe lässt sich am besten mit einer kurzen Vorstellung der Charakteristika von Werten, mit vertiefenden Fragen zu individuellen Werten und mit der anschließenden Diskussion zur Abgrenzung von Werten zu den jeweiligen Vorstellungen in der Gruppe einleiten. Dazu werden jeweils ein bis zwei Beispiele zu den jeweiligen Werten, Zielen und anderen Konzepten am Flipchart notiert. Anschließend können die vorgestellten Metaphern und Übungen genutzt werden.

11.1 Möglichkeiten der theoretischen Vermittlung

Wie in allen anderen Modulen gilt auch bei der Vermittlung von Werten, nach Möglichkeit nicht zu technisch vorzugehen. Der Begriff »Werte« sollte nicht zu früh fallen, da die Teilnehmenden häufig etwas anderes damit assoziieren, als im ACT-Sinne gemeint ist (vgl. Tab. 11.1). Dementsprechend bietet sich an, das Modul mit der Frage einzuführen »Was ist mir wichtig?«. Um die Gruppenmitglieder an Werte heranzuführen, eignen sich vor allem der Einsatz von Metaphern oder »Leitfragen«, die im Plenum, in Kleingruppen oder in Eigenarbeit von den Teilnehmenden beantwortet werden können. Nachfolgend stellen wir Metaphern und Leitfragen vor, mit denen wir die besten Erfahrungen gemacht haben.

11.1.1 Die Leuchtturmmetapher

Die Leuchtturmmetapher ist neben dem Kompass eine der bekanntesten ACT-Metaphern (Eifert, 2011). Um diese Metapher im Gruppenkontext einzusetzen, empfehlen wir zwei Herangehensweisen: Zum einen bietet es sich an, ein Bild von einem Leuchtturm in die Gruppensitzung mitzubringen, um die Metapher für die Teilnehmenden möglichst anschaulich zu machen. Zum anderen kann eine Achtsamkeitsübung angewendet werden, um das Bild für die Teilnehmenden zu vertiefen. Beide Übungen können sowohl getrennt voneinander, als auch in Kombination in der Gruppe verwendet werden. Im Folgenden stellen wir Ihnen die jeweilige Instruktion zu den Übungen vor.

Übung

Vorstellungsübung Leuchtturm

Stellen Sie sich vor, Sie stehen am Steuer eines großen Boots. Das Boot treibt auf hoher See. Manchmal ist die See ruhig, sodass Sie sich einfach treiben lassen können. Manchmal zieht jedoch ein Sturm auf. Die Wellen werden hoch, der Nebel versperrt Ihnen die Sicht, der Wind und der Regen peitschen Ihnen um die Ohren. Sie haben das Gefühl, orientierungslos zu sein, Sie wissen nicht, wohin Sie fahren sollen. Vielleicht macht Ihnen das Angst, vielleicht werden Sie wütend, traurig oder verzweifelt. Vielleicht würden Sie auch am liebsten das Steuer Ihres Bootes loslassen und abwarten, was mit Ihnen und Ihrem Boot passiert. Sie entscheiden sich jedoch, das Steuer fest in der Hand zu behalten und nach einer Orientierung zu suchen. An Land sehen Sie einen Leuchtturm. PAUSE. Der Leuchtturm spendet Licht. Es ist immer noch kalt und stürmisch. Der Leuchtturm zeigt Ihnen kein klares Ziel, aber Sie bekommen eine Orientierung und wissen, wohin Sie fahren könnten. PAUSE. Wofür könnte der Leuchtturm in Ihrem Leben stehen? PAUSE. Was gibt Ihnen Orientierung? PAUSE. Was könnte Ihnen eine Richtung aufzeigen?

Arbeit am Bild

Alle Teilnehmenden erhalten eine Kopie des Bildes von einem Leuchtturm. Wie mögliche Instruktionen und Fragen der Gruppenleitung aussehen könnten, um damit Werte zu vermitteln, zeigt der folgende Dialog.

GL: Versuchen Sie einmal zu beschreiben, was Sie sehen.

TN 1: Ich sehe einen Leuchtturm.

TN 2: Es ist stürmisch, das Wasser wild.

TN 3:	Die Sicht ist schlecht. Das Licht ist nur etwas zu sehen.
GL:	Wofür könnte das, was Sie sehen, stehen? Inwiefern könnte das mit unserem Thema »Was ist mir wichtig« zusammenhängen?
TN 4:	Naja. Wenn es mir schlecht geht, würde ich mir manchmal auch ein Licht in der Ferne wünschen.
TN 5:	Vielleicht steht der Leuchtturm für Etwas.
GL:	Was könnte genau der Leuchtturm sein? Wonach orientieren Sie sich, wenn es stürmt?
TN 4:	Bei mir geht dann Garnichts. Ich will dann niemanden sehen.
TN 1:	Vielleicht steht der Leuchtturm für meinen Partner, den rufe ich an, wenn es mir schlecht geht.
TN 4:	Wenn ich Angst habe, dann kann ich nichts tun, ich denke dann nur daran, was alles passieren könnte.
GL:	Der Leuchtturm steht für das, was Ihnen persönlich wichtig ist. Wie Sie sein wollen und was Sie tun wollen. Er ist immer da, ist stets eine Orientierung; auch wenn wir ihn manchmal nicht sehen, scheint sein Licht und gibt uns eine Richtung. Es liegt an jedem selbst, ob er sich entscheidet, aktiv das Boot in eine Richtung zu bewegen. Das wird sicherlich anstrengend sein und es werden Gefühle auftauchen wie Angst, Sinnlosigkeit oder Wut. Der Leuchtturm bleibt dennoch bestehen.

11.1.2 Werte-Leitfragen

Eine weitere Möglichkeit, um die Teilnehmenden an ihre eigenen Werte heranzuführen, kann neben der Leuchtturmmetapher die Diskussion von Leitfragen sein, die die Teilnehmenden zur Auseinandersetzung mit ihren Werten anregen. Dazu werden sie gebeten, sich zu zweit zusammen zu tun. Die Gruppenleitung schreibt an das Flipchart einige Leitfragen (s.u.), über die die Teilnehmenden als Tandem diskutieren und die sie schließlich für sich selbst beantworten sollen. Im Anschluss können die daraus entstandenen gesammelten Werte in der Großgruppe auf ein weiteres Flipchart geschrieben werden.

- Was ist Ihnen wichtig?
- Wie möchten Sie sich anderen gegenüber verhalten? Wie wollen Sie sich Ihnen selbst gegenüber verhalten?
- Was für ein Mensch wollen Sie sein? In einer Beziehung, bei der Arbeit, für Ihre Kinder oder Freunde?
- Wie möchten Sie in den Bereichen Beziehungen, Arbeit, Gesundheit handeln, was möchten Sie tun? Was haben Sie vernachlässigt?

!

Bei der Sammlung von ersten Werten durch die Teilnehmenden muss die Gruppenleitung sehr aufmerksam dafür sein, dass nur solche Werte aufgeschrieben werden, die auch wirklich Lebenswerten im ACT-Sinne entsprechen (s. Tab. 11.1).

Vorschläge, wie »Geld ist mir wichtig«, sollten sokratisch hinterfragt werden und nach Möglichkeit gemeinsam mit den Teilnehmenden in einen ACT-Wert umformuliert oder durch einen anderen Wert ersetzt werden.

11.2 Sammlung erlebnisorientierter Übungen

Wertedefinition über Wertekarten

Um das Werte-Repertoire der Teilnehmenden weiter auszubauen und konkreter an Werten zu arbeiten, können Wertekarten in die Gruppensitzung integriert werden. Die Definition von Werten, die Auseinandersetzung mit eigenen Werten, die Abgrenzung von anderen Konzepten sowie die emotionale Verbindung zu individuellen Werten ist ein kleinschrittiger Prozess. So kann die theoretische Vermittlung (vgl. Abschn. 11.1.2) und die Übung mit Wertekarten kombiniert werden und über mehrere Sitzungen ausgedehnt und wiederholt werden. Für die Arbeit mit den Karten haben wir eine limitierte deutsche Version der Wertekarten von Louise Hayes genutzt, welche aktuell allerdings nicht mehr bestellbar sind (für die englische Variante vgl. Website im Literaturverzeichnis). Die Wertekarten bestehen aus zwei Sets, einerseits aus Karten mit Wertefragen, bspw. »Hast du jemals davon geträumt, etwas Außergewöhnliches zu tun?«, »Was bedeutet dir Freiheit?« oder »Was erhoffst du dir?«. Das zweite Set besteht aus einer Vielzahl von konkreten vorgegebenen Werten, die den Teilnehmenden angeboten werden können. Diese können sein »den Moment umarmen«, »mit der Unsicherheit verweilen« oder »mit Freude tanzen«.

Eine deutsche Variante für die Nutzung von Karten mit definierten Werten stellt das Kartenset von Harris (2016) dar.

Im Folgenden stellen wir zwei Möglichkeiten dar, um mit den Wertekarten zu arbeiten.

Bei der Wertedefinition über Wertekarten werden die Gruppenmitglieder gebeten, sich in Kleingruppen von zwei bis drei Personen aufzuteilen und aus einem Stapel eine Wertekarte herauszuziehen. Auf der Karte stehen, je nachdem, welche Wertekarten genutzt werden, eine anregende Frage zu Werten oder ein definierter Wert. Die Personen in den Kleingruppen sollen sich gegenseitig die jeweiligen Fragen auf der Karte stellen oder über den vorgegebenen Wert diskutieren und entscheiden, ob dieser Wert für sie gerade wichtig ist. Aus den jeweiligen Antworten des Gegenübers soll der Transfer zu dessen Werten hergestellt werden. Der folgende Dialog gibt eine Beispielsequenz aus einer Kleingruppe und der Gruppenleitung:

Dialog

GL:	Lesen Sie Ihrem Gegenüber die Frage auf Ihrer Karte vor.
TN 1:	Was bedeutet dir Unabhängigkeit?

TN 2:	Viel. Ich bin mit 16 Jahren ausgezogen, ich war immer auf mich gestellt, niemand hat mich unterstützt. Seit mein Mann tot ist, bin ich wieder alleine.
GL:	*[Wendet sich zu TN 3]* Was ziehen Sie aus dem, was *[Name von TN 2]* gesagt hat? Was sagt das darüber aus, was ihr wichtig ist? Wie sie sich verhalten möchte?
TN 3:	Irgendwie scheint ihr ja schon Unabhängigkeit wichtig zu sein, oder?
TN 1:	Ich glaube aber auch, dass ihr wichtig war, dass der Mann da war.
GL:	Fragen Sie doch nochmal *[Name von Gruppenmitglied 2]*, ob ihr vielleicht beides wichtig war – unabhängig zu leben und Zeit mit dem Mann zu verbringen?

Nach einer kurzen Sequenz wird schließlich die befragte Person gebeten, eine Karte zu ziehen und diese einer anderen Person der Kleingruppe vorzulesen.

Variante. Eine weitere Übungsvariante, welche vor allem mit den Wertekarten mit definierten Werten genutzt werden kann, ist das Aussuchen von Wertekarten. Dabei legt die Gruppenleitung alle Wertekarten offen auf einen Tisch und bittet alle Teilnehmenden, sich jeweils eine Wertekarte auszusuchen. Diese Karte soll den Wert zeigen, nach welchem sie in der nächsten Zeit ihre Handlungen ausrichten wollen.

Beide Übungen können auch kombiniert werden und sollten insgesamt einen großen Teil der Sitzung einnehmen. Unserer Erfahrung nach stellt das Minimum 20 Minuten dar. Zudem sollten alle Teilnehmenden einmal befragt worden sein sowie mindestens einen Wert durch die Übung mitgenommen haben.

Der lebendige Kompass

Diese Übung ist an die Wertezielscheibe (Harris, 2011) und den Wertekompass (Eifert & Forsyth, 2008) angelehnt.

Wertezielscheibe. Die Wertezielscheibe ist aufgebaut wie eine Zielscheibe, auf die Pfeile »geschossen« werden. Dabei stellt jeweils ein Viertel der Scheibe einen Lebensbereich dar, bspw. »Arbeit«. Die Personen, die die Wertezielscheibe ausfüllen, machen bei jedem Bereich an die Stelle ein Kreuz, das anzeigt, wo sie gerade stehen. Dabei bedeutet ein Kreuz in Richtung Mitte der Scheibe, dass sie in diesem Bereich nach ihren Werten leben. Ein Kreuz weiter außen bedeutet, dass sie weniger ihren Werten entsprechend handeln.

Wertekompass. Der Wertekompass stellt in der Mitte ein Symbol für eine Person dar, um diese herum Kasten mit Überschriften zu Lebensbereichen wie Arbeit, Partnerschaft und Freizeit angeordnet sind, wie ein symbolischer Kompass. Die Kästen mit den Lebensbereichen sind leer, damit diese mit individuellen Werten der Personen »gefüllt« und beschriftet werden können.

Der lebendige Kompass. Für diese Übung haben wir uns an der Zielscheibe und dem Kompass orientiert und eine erlebnisorientierte Gruppenübung daraus entwickelt. Bei der Übung wird eine Person gebeten, sich in die Mitte des Raumes zu stellen, welcher den Nullpunkt darstellt. Die Person soll sich mit dem Nullpunkt verbinden, indem sie sich in die aktuelle Lage hineinfühlt, welche bspw. durch Orientierungslosigkeit, mangelnde Werteklarheit und Passivität geprägt ist. Um die Verbindung mit dem Nullpunkt den Teilnehmenden zu veranschaulichen, kann hierfür mit Symbolen gearbeitet werden, die sich im Therapieraum finden lassen, wie z.B. ein leerer Stuhl, ein Mülleimer, ein leeres Blatt Papier oder Ähnliches. Zur Verstärkung der Vorstellungskraft wiederholt die Gruppenleitung die Charakteristika des Nullpunkts: passiv, orientierungslos, feststecken, Unklarheit, Ambivalenz. Die Charakteristika können auch zur aktuellen Situation oder Stimmung angepasst werden, z.B. ängstlich, eingeengt, hilflos, entscheidungsgehemmt. Die weiteren Teilnehmenden verteilen sich um die Person am Nullpunkt, sodass zwei Achsen mit vier Punkten gebildet werden. Zur Veranschaulichung der verschiedenen Positionen siehe Abbildung 11.1.

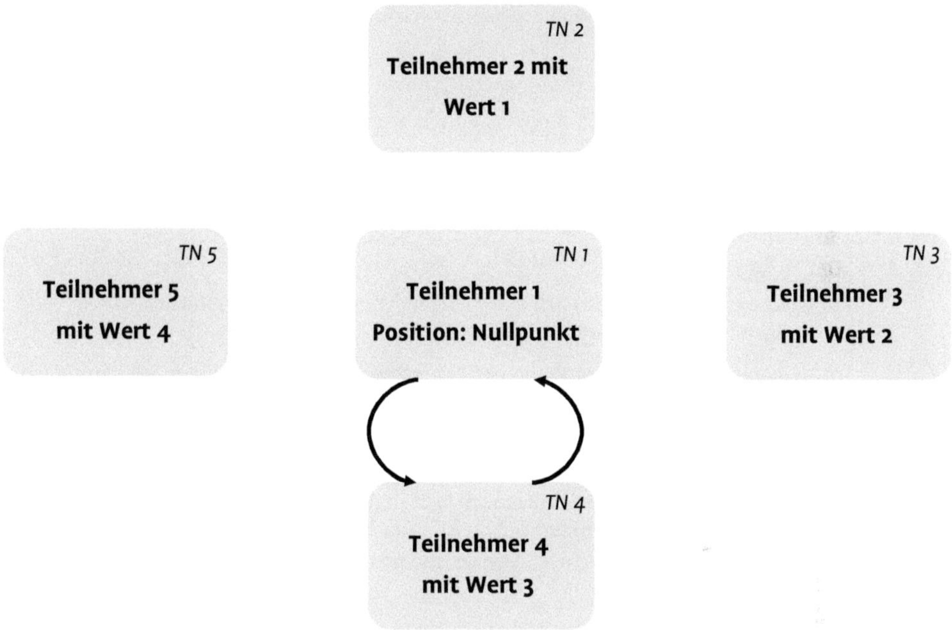

Abbildung 11.1 Positionen der Übung »Der lebendige Kompass«

Die Teilnehmenden stellen somit wie ein lebendiger Kompass die vier Himmelsrichtungen dar, nur eben mit Werten. Die Teilnehmer 2 bis 5 lesen jeweils einen Wert von einer Karte vor. Die Person am Nullpunkt hört sich alle vier Werte an und entscheidet sich für einen der vorgelesenen Werte. Anschließend geht er vom Nullpunkt aus auf den Teilnehmer zu, welcher den gewählten Wert darstellt, z.B. Teilnehmer 4, und tauscht mit diesem die Position. Somit steht ein anderer Teilnehmer am Nullpunkt und die Übung wird wiederholt.

Für diese Übung können bereits erarbeitete Werte der Teilnehmenden auf eigene Karten geschrieben und in dieser Übung verwendet werden. Alternativ können die Wertekarten aus dem o.g. zweiten Kartenset von Louise Hayes verwendet werden. Der folgende Dialog stellt eine Beispielsequenz aus der Übung dar.

Dialog

GL: *[Wendet sich TN 1 zu]*
Kommen Sie bitte in die Mitte. Dieser Mülleimer, der hier steht, versinnbildlicht die aktuelle Situation. Es geht Ihnen nicht gut, Sie haben Schmerzen, sind angespannt, antriebslos und wissen nicht, worauf Sie zugehen wollen, wohin Sie sich orientieren wollen.

TN 1: Na gut. Ich weiß jedoch nicht, wie mir das jetzt helfen soll. Oh, mein Rücken, stehen tut mir nicht gut.

GL: *[Wendet sich zu den anderen Teilnehmenden]*
Bitte stellen Sie sich jetzt alle an diese vier vorgegebenen Punkte. Halten Sie eine Wertekarte bereit und lesen diese auf meine Anweisung nacheinander vor.
[Blick zu TN 2 gerichtet]
So, bitte starten Sie.

TN 2: Körperlich aktiv werden

TN 3: Genießen

TN 4: Beziehungen schätzen

TN 5: Um Hilfe bitten

GL: *[Wendet sich an TN 1]*
Für welchen Wert wollen Sie sich entscheiden? Wenn Sie sich entschieden haben, laufen Sie bitte auf den Wert zu.

TN 1: Ich weiß gar nicht. Aktuell sind meine Schmerzen auch wieder so stark, ich kann mich gar nicht konzentrieren. Ich weiß auch nicht, für was ich mich entscheiden soll. Jetzt brennt wieder alles in meinem Körper.

GL: Ich weiß, dass diese Entscheidung sehr anstrengend für Sie ist und die Schmerzen sowie die weiteren Barrieren es Ihnen auch jetzt in diesem Moment sehr schwer machen, auf etwas zuzugehen, was Ihnen wichtig ist. Entscheiden Sie sich in diesem Moment trotzdem für etwas, was Ihnen wichtig ist und worauf Sie sich mit den Schmerzen und den Problemen zubewegen.

TN 1: Na Gut. Die Physiotherapeutin sagt ja auch immer, ich soll mich mehr bewegen. Ich entscheide mich für das sportlich aktiv sein.
[Wendet sich zu TN 2 und geht langsam auf sie zu.]

GL: *[Richtet sich an TN 1]*
Sehr gut.
[Blick auf TN 2 gerichtet]
Jetzt sind Sie dran. Kommen Sie in die Mitte, zum Nullpunkt. Dieser stellt dar, was Sie aktuell daran hindert, auf das zuzugehen, was Ihnen wichtig ist. Sie haben beschrieben, dass Sie Angst haben und glauben, den Weg nicht zu schaffen. Des Weiteren bleiben Sie aufgrund vieler Körperempfindungen, wie Schwitzen, Kloß im Hals und Schwindel, zuhause, dies symbolisiert jetzt den Nullpunkt.

TN 2: Ja das ist so. Im Moment geht es mir auch gar nicht gut. Ich habe ganz weiche Knie und so ein komisches Gefühl im Bauch und in der Brust.

Die Übung wird so lange durchgeführt, bis nach Möglichkeit alle Teilnehmenden einmal am Nullpunkt standen und sich trotz Barrieren für einen Wert entschieden haben und auf diesen zugegangen sind. Daher kann auch diese Übung den Großteil der Sitzung ausmachen. Nach der Übung erfolgt ein kurzer Erfahrungsaustausch mit allen Teilnehmenden. In der Auswertung wird auf Konflikte zwischen Werten, die eigene Entscheidung für einen Wert, die Verantwortung des Gehens, also hin zu engagiertem Handeln (vgl. Kap. 12) sowie die dabei wahrgenommenen Barrieren eingegangen.

11.3 Therapeutische Hausaufgaben

Die therapeutischen Hausaufgaben spielen im Modul Werte eine besondere Rolle, da sie einerseits sehr aufwendig werden können, andererseits wiederum die notwendige Auseinandersetzung mit individuellen Werten bietet. Die Auswertung einer Wertehausaufgabe kann daher bereits eine volle Sitzung einnehmen, bspw. bei der Vorstellung der Rede zum 80. Geburtstag oder der Wertecollage (s.u.). Zusätzlich zu den beiden vorgestellten »großen« Hausaufgaben sollten die Werte aus den vorherigen Übungen in eigener Form aufgeschrieben werden. Dazu haben wir das Arbeitsblatt 11.1 »Werte definieren« entwickelt.

Werte definieren

Das Arbeitsblatt 11.1 »Werte definieren« stellt einerseits eine Hilfe und Unterstützung bei der Wertedefinition dar und sollte daher direkt nach der ersten Sitzung zu Werten eingesetzt werden. Andererseits stellt es auch eine Vertiefung des in der theoretischen Vermittlung Gelernten und ersten Übungen, bspw. der Wertekarten, dar und fördert die eigene Auseinandersetzung mit und Differenzierung von Werten. Daher ist das Arbeitsblatt so aufgebaut, dass einerseits Wertebereiche und Beispiele für Werte definiert sind, welche markiert oder ausgeschnitten werden können. Des Weiteren besteht unter jedem Bereich und den vorgegebenen Werten Platz für individuelle Werte.

Wertecollage

Die Wertecollage ist angelehnt an Wengenroth (2017). Die Teilnehmenden erhalten die Aufgabe, in kreativer Art und Weise eine Collage mit ihren Werten zu erstellen. Dazu werden gerne Materialien wie Zeitschriften oder Fundstücke aus der Natur sowie eigene Zeichnungen genutzt. Sollten die Gruppen im Rahmen einer stationären oder teilstationären Behandlung stattfinden, kann diese Aufgabe im Rahmen der Ergotherapie umgesetzt werden. Die dazugehörige Instruktion kann wie folgt lauten: *»Erstellen Sie eine Collage mit unterschiedlichen Materialien zu Ihren Werten. Gehen Sie darauf ein, welche Werte Ihnen hier in den letzten Sitzungen klar geworden sind. Verbinden Sie sich aber auch mit den Werten, die hier nicht angesprochen wurden, die aber auch einen wesentlichen Teil in Ihrem Leben ausmachen. Prüfen Sie nochmals, ob es sich um Werte handelt. Die erarbeiteten Charakteristika von Werten aus den vorherigen Sitzungen unterstützen Sie dabei zu prüfen, ob Sie wirklich einen Wert gewählt haben.«*

Rede zum 80. Geburtstag

Die »Rede zum 80. Geburtstag« ist angelehnt an Harris (2011, S. 326). Ursprünglich wird die Rede aus der Perspektive der Gäste geschrieben. Um die Selbstverantwortung und das Handeln der Teilnehmenden zu aktivieren, haben wir die Übung dahingehend angepasst, dass die Rede aus der Ich-Perspektive geschrieben wird. Die Teilnehmenden werden zur Vorbereitung auf die Hausaufgabe gebeten, sich in Stille achtsam folgendes Bild vorzustellen:

»Schließen Sie die Augen. Stellen Sie sich vor, Sie wachen auf und realisieren, in einer Woche wäre Ihr 80. Geburtstag.
Wen würden Sie einladen? PAUSE.
Wer ist und war Ihnen wichtig? Wen möchten Sie besonders erwähnen? Wer hat Sie geprägt? Wem möchten Sie danken? PAUSE.
Sie möchten auch etwas über Ihr Leben berichten. PAUSE.
Was haben Sie gerne getan? Was war häufig schwer und Sie haben es trotzdem getan? PAUSE.
Wofür sind Sie eingetreten und wofür wollen Sie eintreten? PAUSE.
Wer hat Ihnen etwas bedeutet und was haben Sie für diese Menschen getan? Wer spielt jetzt eine Rolle für Sie? Wie engagieren Sie sich jetzt für diese Personen? PAUSE.
Was haben die Menschen in Ihrem Umfeld über Sie gesagt und sagen sie jetzt noch? PAUSE.
Für was stehen Sie? Was bleibt von Ihnen übrig? PAUSE.
Nun ist es soweit, der Tag Ihres 80. Geburtstags. Sie möchten eine Rede halten, aber was möchten Sie diesen Leuten sagen? Wer ist zu Ihrem Geburtstag gekommen? Wie wollen Sie sie begrüßen? PAUSE.
Kommen Sie jetzt langsam wieder aus der Vorstellung heraus. Spüren Sie die Füße fest auf dem Boden, Ihren Körper auf dem Stuhl, die Geräusche um Sie herum. Wenn Sie so weit sind, dann öffnen Sie ganz langsam die Augen und schauen sich in diesem Raum um.«

Nach der Übung erfolgen ein kurzer Erfahrungsaustausch sowie die Vermittlung der therapeutischen Hausaufgabe. Die Teilnehmenden erhalten den Auftrag, eine schriftliche Rede zum vorgestellten 80. Geburtstag zu verfassen. Die Rede kann sich einerseits an der obigen Imagination orientieren, andererseits an der Vorlage in Arbeitsblatt 11.2. Die Rede sollte so erstellt werden, dass sie in der nächsten Sitzung gehalten werden kann. Anschließend bekommen alle Teilnehmenden das Arbeitsblatt 11.2 mit einer Anleitung, die sie unterstützen kann. Die Alternative stellt eine frei kreierte Rede dar.

!

Das Vorstellen der Rede sollte zu einer emotionalen Erfahrung werden, nämlich der Verbindung mit den Werten. Wir haben gute Erfahrungen damit gemacht, die Vorstellung der Rede als Rollenspiel zu gestalten. Dazu setzt oder stellt sich die betreffende Person vor die Gruppe, als wären diese die Gäste, und liest oder spricht frei die Rede.

11.4 Mögliche Schwierigkeiten und Lösungsvorschläge

Bei der Arbeit mit Werten stoßen wir häufig einerseits auf Widerstand, andererseits auf Tränen und Motivationsschübe. Damit die Arbeit in die richtige Richtung geht, empfehlen wir, auf folgende Schwierigkeiten zu achten.

- Das Verständnis von Werten vs. anderen Vorstellungen
- Die Beachtung der Barrieren, die sich auch während der Wertearbeit zeigen

Werte vs. andere Vorstellungen. Wie bereits verdeutlicht, können Werte missverstanden werden. Gruppenmitglieder verwechseln diese bspw. mit

- Einstellungen, z.B. »Ich bin grundsätzlich kritisch anderen gegenüber.«
- Regeln, z.B. »Ich darf andere nicht verletzen!«
- Denkfehler, z.B. »Man muss immer alles richtig machen, sonst hat man heutzutage in der Arbeitswelt keine Chance.«
- Erwartungen, z.B. »Mein Freund soll auf mich achten.«
- Wunsch nach Besitz, z.B. »Wenn ich Geld hätte, wären meine Probleme gelöst.«

In der Wertearbeit ist es daher wichtig, genau zuzuhören und achtsam zu sein. Wenn die Gruppenleitung bemerkt, dass die Teilnehmenden eine der oben genannten Konzepte mit Werten verwechseln, dann sollte sie dies nicht als »falsch« markieren, sondern versuchen, einen dahinterstehenden Wert zu explorieren. Um die Teilnehmenden eine Verwechslung durch geleitetes Entdecken erkennen zu lassen, kann die Gruppenleitung stets die Frage stellen: »Was genau hat das mit Ihrem eigenen Handeln zu tun?«

Werte vs. Ziele. Des Weiteren fällt es den Teilnehmenden oft schwer, Werte von Zielen zu unterscheiden. Die Ableitung von Zielen aus den genannten Werten bildet eine gute Überleitung in das Modul »Engagiertes Handeln« (Kap. 12) und kann somit bereits an dieser Stelle zum besseren Verständnis und zur Abgrenzung voneinander genutzt werden. Möglichkeiten, um vom Wert zum Ziel zu kommen, können bspw. sein:

- Loslassen, z.B. Diesen Sonntag an das Grab meiner Mutter fahren.
- Sich wertschätzen, z.B. Mich nach dem Sport am Montag loben.
- Vertrauen, z.B. Wenn das nächste Mal das Handy meines Freundes vibriert, nicht nachschauen, wer ihm geschrieben hat.
- Mich bewegen, z.B. Am Samstag einen Spaziergang machen.

!

Im Unterschied zu Zielen können Werte nicht erreicht werden. Hier kann erneut die Kompass-Metapher eingebracht werden: Wir können uns Richtung Norden bewegen, wir können uns Ziele setzen, die in Richtung Norden liegen, aber den Norden selbst können wir nicht erreichen.

Barrieren

Bei der Wertearbeit werden häufig die Barrieren deutlich, die die Gruppenmitglieder auch außerhalb der Therapie an der Umsetzung ihrer Werte hindert. Dazu gehören Fusion, Kampf oder Vermeidung gegenüber innerem Erleben, starre Selbstkonzepte und Regeln und vieles mehr.

In Tabelle 11.2 stellen wir einige Barrieren dar sowie Möglichkeiten, wie wir diese erkennen und damit umgehen können. In diesem ersten Schritt geht es erst einmal nicht darum, die Barrieren zu bewältigen und Lösungsansätze zu finden. Vielmehr geht es darum, die Barrieren transparent zu machen und zu validieren. Auf die Umsetzung werteorientierter Ziele trotz Barrieren wird im Modul 6 »Engagiertes Handeln« (Kap. 12) eingegangen.

Tabelle 11.2 Barrieren bei der Wertearbeit

Barriere	Aussagen	Möglicher Umgang
Fusion	Ich habe so viel in meinem Kopf. Ich kann mich gar nicht konzentrieren.	Was macht es Ihnen gerade schwer? Was macht Ihr Verstand? Welche Gedanken sind gerade da?
Kampf gegen Empfinden	Der Schmerz ist nicht auszuhalten. Wie soll ich denn da Sport machen oder Zeit mit Freunden verbringen. Ich gehe nur noch zu Ärzten.	Wie gehen Sie gerade damit um? Kämpfen Sie gerade auch gegen den Schmerz an? Wie wirkt sich dieses Kämpfen langfristig auf Sie aus?
Angst	Ich kann mich nicht einlassen, ich habe gerade Panik.	Die Angst ist im Moment gerade da. Das macht es schwer für Sie. Sie möchten die Angst am liebsten gerade nicht fühlen und Ihren Körper spüren? Ich lade Sie dazu ein, trotzdem bei uns zu bleiben und die Angst da sein zu lassen.
Starres Selbstkonzept	Ich habe keine Werte.	Was war Ihnen vor dieser Krise wichtig? Zu was haben Sie die Verbindung verloren? Wie aktiv leben Sie gerade Ihr Leben, das Sie leben möchten?

11.5 Benötigte Materialien/Arbeitsblätter

- AB 11.1 Werte definieren
- AB 11.2 Rede zum 80. Geburtstag
- Wertekarten

Hier finden Sie Anregungen für Werte in den Bereichen »Familie«, »Freundschaften«, »andere Menschen«, »Ausbildung/Studium/Beruf«, »Gesundheit« und »ich selbst«.

Nutzen Sie die freie Tabelle auf S. 2 des Arbeitsblattes, um Ihre individuellen Werte in den unterschiedlichen Kategorien einzutragen.

Familie	**Freundschaften**	**Andere Menschen**
Fürsorglich sein	Freundschaften pflegen	Respektvoll mit anderen umgehen
Zeit verbringen	Vertrauen	Mich sozial engagieren
Gemeinsam etwas Neues erleben	Mich Freunden gegenüber öffnen	Auf fremde Menschen zugehen
Mich abgrenzen	Um Gefallen bitten	Meine Meinung äußern
Geborgenheit erfahren	Mitgefühl zeigen	Beziehungen wertschätzen
Um Hilfe bitten	Verbindungen schaffen	Dankbar sein
Liebe geben & geliebt werden	Anderen Vertrauen	Abschied nehmen
Mitfühlend sein	Teilhaben	Andere wertschätzen
Für den anderen da sein	Mich regelmäßig verabreden	Nachsichtig sein
Ausbildung/Studium/Beruf	**Gesundheit**	**Ich Selbst**
Erfolgreich sein	Mich gut ernähren	Mich selbst akzeptieren
Etwas Neues lernen	Sport treiben	Zeit für mich nehmen
Wissen aneignen	Achtsam sein	Einem Hobby nachgehen
Nach Weisheit streben	Hilfe holen	Freudvoll tanzen
Erfassen und Verstehen	Körperlich aktiv sein	Unsicherheiten beobachten
Möglichkeiten wahrnehmen	Genuss erfahren	Etwas erschaffen
Sich erfinden	Regelmäßig Termine vereinbaren	Mich wertschätzen
Herausforderungen suchen	Entspannen	Gefühle zu lassen
Etwas erschaffen	Pausen einplanen	Authentisch sein
Andere anleiten	Mich informieren	Träumen
Jemandem helfen	Unterstützung suchen	Für etwas kämpfen

Familie	Freundschaften	Andere Menschen
Ausbildung/Studium/Beruf	**Gesundheit**	**Ich Selbst**

Rede zum 80. Geburtstag

(1) Stellen Sie sich bildlich Ihren 80. Geburtstag vor.
(2) Sie selbst halten eine Rede über Ihr Leben.
(3) Eine Orientierung bieten folgende Fragen:
  (a) Wer ist zu Ihrem Geburtstag gekommen? Wie wollen Sie Ihre Gäste begrüßen?
  (b) Was haben Sie gerne getan? Was war häufig schwer und Sie haben es (trotzdem) getan?
  (c) Wofür sind Sie eingetreten und wofür wollen Sie eintreten?
  (d) Wer hat Ihnen etwas bedeutet und was haben Sie für diese Menschen getan? Wer spielt jetzt eine Rolle für Sie? Wie engagieren Sie sich jetzt für diese Personen?
  (e) Was haben die Menschen über Sie gesagt und sagen diese jetzt noch?
  (f) Für was stehen Sie? Was bleibt von Ihnen übrig?
  (g) Wem wollen Sie danken?
(4) Verfassen Sie schriftlich eine Rede, die Sie in der nächsten Sitzung halten.

Rede zum 80. Geburtstag

....

....

....

....

....

....

....

....

....

....

....

....

....

....

12 Modul 6: Ziele umsetzen – Engagiertes Handeln

Schwerpunkte des Moduls:
- Aus Werten konkrete Handlungen ableiten
- Werteorientiert handeln trotz innerer Barrieren

Häufig stellen sich uns Hindernisse in den Weg, wenn wir werteorientiert handeln wollen. Der Schwerpunkt beim engagierten Handeln liegt darin, trotz dieser Hindernisse auf den Wert zuzugehen. Dieser Prozess erinnert an zielorientiertes Handeln in der klassischen kognitiven Verhaltenstherapie, bspw. trotz Angst zur Arbeit zu fahren. Bei ACT liegt der Fokus jedoch nicht im Einsatz von Strategien zur »Symptombewältigung«, sondern in der »Mitnahme« der Barriere bei der Umsetzung des Wertes (vgl. Wengenroth, S. 208). Bei der Fokussierung auf Strategien zur Veränderung und Reduktion von Beschwerden, wie bspw. beim Vorhandensein von chronischen Schmerzen, langjährig vorhandenen Ängsten oder trauriger Stimmung, zeigt die Erfahrung vieler Teilnehmenden, dass einerseits die Beschwerden dennoch vorhanden sind und andererseits die Strategien hohe Kosten haben und ggf. selbst zum Leid werden. Dennoch besteht in den meisten Fällen eine besondere Fokussierung und Überzeugung von den Bewältigungsversuchen und ein starker Zweifel an einem neuen Weg. Im Sinne der RFT (vgl. Kap. 1) wird dabei auch auf sprachliche Komponenten geachtet, die das Handeln beeinflussen, wie »versuchen« vs. »tun«, »aber« vs. »und« sowie »äußere« vs. »innere« Barrieren. Da, wie bereits in den anderen Modulen verdeutlicht, »Erleben stärker ist als drüber reden«, werden viele erlebnisorientierte Übungen eingesetzt. Die Teilnehmenden sollen dabei die Erfahrung machen, das, was ihnen wichtig ist, umzusetzen und dabei die Gefühle, Gedanken und Körperempfindungen mitzunehmen, anstatt die Energie dafür aufzubringen, sie »wegmachen« zu wollen.

Es bietet sich an, das Modul »Engagiertes Handeln« an das Werte-Modul anzuschließen; dennoch können einzelne Übungen auch unabhängig davon in jede Therapiegruppe eingebaut werden. Wenn bisher keine Unterscheidung zwischen Werten vs. Zielen erfolgt ist, sollte dies in die theoretische Vermittlung integriert werden. Die Inhalte können aus dem Modul »Werte« entnommen und ggf. angepasst oder gekürzt werden.

12.1 Möglichkeiten der theoretischen Vermittlung

12.1.1 Kein Weg ohne Barrieren

Als erstes kann mit den Teilnehmenden erarbeitet werden, was engagiertes Handeln genau bedeutet. Dabei sollten möglichst viele Beispiele eingesetzt werden, damit keine »trockene Psychoedukation« daraus entsteht. Es sollte auf konkrete Werte, mögliche

Handlungen und die Art der Barrieren eingegangen werden. Folgender Dialog stellt eine kurze Sequenz dar.

Dialog

GL: Die letzten Gruppenstunden haben Sie sich viel damit beschäftigt, was Ihnen wichtig ist und was Ihnen Orientierung gibt. Was haben Sie von dem, was Ihnen wichtig ist, seit der letzten Sitzung umgesetzt?

TN 1: Ich wollte mehr Sport machen.

TN 2: Gar nichts. Ich hatte mir aber auch nichts vorgenommen. Ich schaffe das ja dann eh nicht, dann hat es ja auch keinen Zweck.

TN 3 Ich dachte, ich sollte mehr Zeit mit meiner Tochter verbringen. Mal wieder was mit ihr unternehmen.

GL: Häufig stellen sich uns Hindernisse in den Weg, wenn wir das tun wollen, was uns wichtig ist. Was hat es Ihnen so schwer gemacht, das zu tun, was Sie sich vorgenommen haben?

TN 3: Meine Tochter will immer rausgehen, auf den Spielplatz zum Beispiel. Das schaffe ich aber nicht mit meiner Angst.

TN 1: Schon vor der ersten Yoga-Stunde hat es angefangen überall zu brennen, mit den Schmerzen konnte ich mir das nicht zumuten.

GL: *[Wendet sich zu TN 2]* Was macht es Ihnen schwer?

TN 2: Manchmal weiß ich das auch nicht. Ich bin so lustlos, komm einfach nicht hoch. Das könnte die Depression sein.

GL: Barrieren werden sich Ihnen immer in den Weg stellen; einen Weg ohne Barrieren gibt es nicht. Deshalb möchte ich in den nächsten Sitzungen mit Ihnen daran arbeiten, wie Sie Ihre Werte umsetzen können, sich realistische Ziele setzen und Ihre Barrieren dabei mitnehmen auf Ihrem Weg.

Um das Thema Barrieren zu vertiefen (vgl. Abschn. 11.4), wird anschließend mit den Teilnehmenden am Flipchart gesammelt, welche generellen Barrieren sie aus ihrem Leben kennen. Im ersten Schritt werden von den meisten Teilnehmenden aus unserer Erfahrung heraus oft »äußere Barrieren« benannt, also der Einfluss durch bestimmte Umstände oder Personen: »meine Kindheit«, »mein Partner«, »dass ich kein Geld habe«, »meine anstrengenden Kinder«. Ziel sollte es jedoch sein, die Teilnehmenden auf innere Barrieren, also ihre Gedanken, Gefühle und Körperempfindungen, hinzuleiten. Dabei sollte die Gruppenleitung sehr aufmerksam für äußere Barrieren sein und diese so hinterfragen, dass die dahinterstehende innere Barriere deutlich wird.

Dialog

TN 3: Ich würde ja gerne mehr mit meiner Tochter unternehmen, aber ich bekomme dann gleich immer so viel Druck von außen. Meine Mutter sagt, dass ich mich um die Kleine kümmern muss, mein Mann sagt, dass ich mich endlich wie eine normale Mutter verhalten soll. Das macht mich völlig verrückt!

GL: Wie geht es Ihnen denn mit dem Druck von außen?

TN 3: Keine Ahnung, das ist einfach fürchterlich.

GL: *[Wendet sich an die anderen Teilnehmenden]* Wie geht es Ihnen, wenn Sie sich unter Druck gesetzt fühlen?

TN 1: Ich bin dann ganz gestresst und habe noch mehr Schmerzen als sonst.

TN 2: Ja, ich kenne das auch: Wenn ich Druck von außen bekomme, dann will ich mich noch mehr zurückziehen, fühle mich schlecht, weil ich nicht das leiste, was die anderen von mir erwarten.

GL: *[Wendet sich an TN 3]*
Was genau spüren Sie, wenn Sie den Druck von Ihrer Mutter erfahren?

TN 3: Dann habe ich eine ganz starke innere Unruhe, mein Herz rast.

GL: Und kommt Ihnen das bekannt vor?

TN 3: Naja, eigentlich wie kurz vor einer Panikattacke.

GL: Und was sagt Ihr Verstand dann dazu?

TN 3: Der sagt dann sowas wie: »Oh nein, es geht schon wieder los, du kannst auf keinen Fall rausgehen.«

GL: Und das, obwohl es Ihnen so wichtig ist.

TN 3: Ja, das ist ja genau das Problem.

GL: Wer genau hält Sie denn aber am Ende davon ab rauszugehen?

TN 3: Eigentlich mein Verstand.

Am Ende sollten die Teilnehmenden folgendes Fazit ziehen: Es gibt zwar immer auch äußere Umstände, die es einem schwerer machen können, es ist aber letztendlich meistens das innere Erleben – z.B. nicht hilfreiche Bewertungen unseres Verstandes –, welches uns davon abhält, Schritte in Richtung unserer Werte zu gehen.

!

Wenn die Gruppenleitung den Eindruck hat, bei einem Teilnehmenden nicht weiterzukommen, dann kann es helfen, sich noch einmal den dahinterstehenden Wert anzuschauen und die Wichtigkeit erneut zu hinterfragen. Es kann immer wieder passieren, dass sich Teilnehmende doch für sozial erwünschte Werte entscheiden und somit gar keine intrinsische Motivation für eine Veränderung besteht. Dies sollte möglichst wertschätzend als Hypothese angeboten werden und dann ein neuer oder angepasster Wert formuliert werden.

12.1.2 Versuchen vs. Tun

Viele Teilnehmende äußern während der Sitzung das Vorhaben, »Ich werde es vielleicht versuchen« oder »Mal schauen, ob es klappt, ich versuch's mal«. Engagiertes Handeln bedeutet nicht, zu versuchen oder zu beobachten, ob es funktioniert, oder es gar abhängig von den Umständen zu machen. Es bedeutet zu Handeln *mit* den Barrieren, das macht es zu engagiertem Handeln.

Anhand einer kurzen illustrativen Übung (angelehnt an Eifert, 2011, S. 60 »Kugelschreiber-Übung«) wird der Unterschied verdeutlicht.

Übung

Versuchen vs. Tun

Die Gruppenleitung geht mit einem Kugelschreiber in der flachen Hand in der Gruppe herum und stellt sich vor eine Person. Anschließend fordert Sie die Person auf:
Versuchen Sie, den Kugelschreiber zu nehmen.
Wenn die Person diesen nimmt, korrigiert die Gruppenleitung die Person:
Nein. Sie sollten es lediglich versuchen *[stärker betont]*, den Kugelschreiber zu nehmen. Versuchen Sie es nochmal.
Die Gruppenleitung geht zur nächsten Person und fordert diese auf. Die Übung wird mehrere Male hintereinander durchgeführt, bis ein Aha-Effekt in der Gruppe entsteht.

Anschließend wird im Erfahrungsaustausch nochmals verdeutlicht, dass ein Versuch noch keiner Handlung entspricht.

12.1.3 Von »aber« zu »und«

Die Vermittlung der sprachlichen Veränderung von »aber« hin zu »und« (vgl. Eifert, 2011, S. 70; Eifert und Forsyth, 2008, S. 294) erfolgt im Dialog. So werden direkte sprachliche Verknüpfungen aufgedeckt und können sofort verändert werden. Diese Übung steht normalerweise im Kontext des Moduls »Defusion« (Kap. 9). Uns ist in der Praxis aufgefallen, dass »aber« sehr häufig im Kontext für anderes Verhalten als werteorientiertes Verhalten genutzt wird, daher haben wir diese Übung in diesem Modul verortet. Sie kann aber flexibel auch in dem Defusionsmodul sowie für Überleitungen genutzt werden.

Der nachfolgende Dialog spiegelt eine Sequenz aus der Fortführung der Exploration der Barrieren wider.

Dialog

TN 1:	Ich wollte ja mehr Sport machen, aber ich hatte so starke Schmerzen.
GL:	Ich habe mal gezählt, wie oft Sie seit Beginn der Stunde »aber« gesagt haben, insgesamt acht Mal. Ist Ihnen das auch aufgefallen?
TN 1:	Nein. Wieso? Was hat das mit meinen Schmerzen zu tun?
GL:	Schon als Kinder lernen wir über unsere Sprache Verbindungen, also was zusammengehört und was nicht. Das Wort »und« verbindet Dinge, wie Äpfel *und* Birnen. »Aber« hingegen bringt sie eher auseinander, bspw. Hausaufgaben, *aber* keine Lust. Das »aber« führt also automatisch zu dem Impuls, die Hausaufgaben nicht machen zu wollen. Ich würde daher gerne ein Experiment mit Ihnen durchführen, lassen Sie sich darauf ein?«
TN 1:	Was für ein Experiment? Was Schlimmes?
GL:	Nein. Ich würde Sie nur um zwei Dinge bitten: Erstens, beobachten Sie einmal, wie oft Sie »aber« sagen und was es mit Ihnen macht. Zweitens, tauschen Sie das »aber« anschließend durch ein »und« aus, z.B.: Ich gehe zur Yoga Stunde *und* habe Schmerzen. Einverstanden?
TN 1:	O. K. Ich weiß zwar nicht, was genau das bringen soll, aber ich bin dabei.
GL:	Und, schon bemerkt? Formulieren Sie schon ein erstes Mal um: Ich weiß nicht, was das bringen soll *und* bin dabei.

12.2 Sammlung erlebnisorientierter Übungen

Offenlegung von Barrieren

Wie bereits beschrieben, unterscheiden wir innere von äußeren Barrieren. Der Fokus liegt auf den inneren Barrieren, sodass sich zur Wahrnehmung und Benennung von Barrieren besonders nach innen gerichtete Achtsamkeitsübungen (vgl. Kap. 11) eignen. Dabei stellen Achtsamkeitsübungen wie die Körperreise (vgl. Abschn. 11.2) mit der Beobachtung von Gedanken, Gefühlen und Körperempfindungen, eine gute Möglichkeit dar, innere Barrieren wahrzunehmen, zu beobachten und zu benennen. Wir haben daher eine eigene nach innen gerichtete Achtsamkeitsübung erstellt, bei welcher der Fokus auf die Beobachtung innerer Barrieren liegt und sie sich dabei gleichzeitig Gedanken, Gefühlen und Körperempfindungen widmet. Diese Übung ist angelehnt an »Was es mir schwer macht« (Wengenroth, 2012, S. 221).

Übung

Offenlegung von Barrieren

Nehmen Sie eine achtsame und aufrechte Sitzhaltung ein. Legen Sie alles weg, was Sie ablenken könnte. PAUSE. Legen Sie Ihre Hände entspannt auf den Schoß und stellen Sie Ihre Füße fest auf den Boden. PAUSE. Schließen Sie jetzt Ihre Augen oder fixieren Sie einen Punkt auf dem Boden. PAUSE. Beginnen Sie damit, Ihre Atmung zu beobachten. Beobachten Sie, wie der Atem fließt, wie Sie ein- und ausatmen, wohin Sie atmen, was sich bewegt beim Atmen. PAUSE. Ändern Sie nichts, beobachten Sie nur, wie Sie automatisch ein- und ausatmen. PAUSE. Richten Sie jetzt den Fokus mehr und mehr in Ihren Körper hinein, was können Sie wahrnehmen? PAUSE. Welche Stellen nehmen Sie besonders intensiv wahr? PAUSE. Spüren Sie in diese Stellen hinein und beschreiben Sie, was Sie beobachten können. PAUSE. Vielleicht spüren Sie auch ein Gefühl. PAUSE. Was ist da? Wie fühlt es sich an? PAUSE. Wie würden Sie es jemandem beschreiben? PAUSE. Bestimmt meldet sich schon längst Ihr Verstand. PAUSE. Welche Gedanken gehen Ihnen durch den Kopf? PAUSE. Was sagt er zu Ihnen? PAUSE. Vielleicht bewertet er, analysiert, plant. Auch der Gedanke »Ich denke nichts« oder »Ich bin leer« ist ein Gedanke. PAUSE. Beobachten Sie jetzt einfach frei und unsortiert, was in Ihnen vorgeht. PAUSE. Beobachten Sie nur. PAUSE (mindestens eine Minute ohne weitere Instruktion). Kommen Sie langsam zurück in das Außen. PAUSE. Spüren Sie Ihren Körper auf dem Stuhl. PAUSE. Spüren Sie Ihren Atem. PAUSE. Öffnen Sie in Ihrem Tempo ihre Augen. PAUSE. Schauen Sie sich um und bewegen Sie sich ein wenig.

Nach der Übung erfolgt in der Auswertung der Austausch über Gedanken, Gefühle, und Körperempfindungen und die Haltung zu ihnen. Dabei wird auch diskutiert, ab wann sie Barrieren darstellen. Folgende Fragen können dabei gestellt werden:

- Was konnten Sie beobachten?
- Welche Gedanken gingen Ihnen durch den Kopf?
- Welche Gefühle und Körperempfindungen haben Sie gespürt?
- Gab es Herausforderungen während der Übung?
- Was hat es Ihnen schwer gemacht?
- Welche Impulse konnten Sie bemerken? Wie hätten Sie am liebsten reagiert?
- Kennen Sie einige dieser inneren Dinge auch als Barrieren, wenn Sie etwas Bestimmtes tun wollen?

Im Anschluss werden wesentliche Aussagen zusammengefasst. Dabei wird nochmals darauf eingegangen, dass Gedanken, Gefühle und Körperempfindungen innere Barrieren für werteorientiertes Handeln darstellen können und wir den Impuls haben, auf diese auf eine bestimmte Art und Weise zu reagieren, nämlich mit Kampf, Flucht oder

Erstarren. Anschließend wird nochmals das Ziel von Flexibilität erarbeitet, nämlich in der Lage zu sein, anders auf die Barrieren reagieren zu können, um schließlich werteorientiert zu handeln.

Der Handlungsplan

Nachdem die inneren Barrieren wahrgenommen und benannt werden können, geht es im nächsten Schritt darum, an konkreten eigenen Beispielen Werte, Ziele, Handlungen und den konkreten Umgang mit den Barrieren abzuleiten, um schließlich werteorientiertes Handeln auch umsetzen zu können. Die Ableitung von Handlungsschritten ist angelehnt an die Übung »Mein Veränderungsplan« von Wengenroth (2012, S. 241) und dient der Ableitung von Zielen und Handlungen aus einem konkreten Wert. Die Vertiefung der einzelnen Schritte und deren Konkretisierung soll bei der Planung der Umsetzung von Werten im Alltag helfen (vgl. Wengenroth, S. 209). Dazu werden zudem auch die jeweiligen Barrieren vertieft sowie mögliche Umgangsmöglichkeiten erarbeitet, die je nach Barriere aus den anderen Modulen – Achtsamkeit, Akzeptanz, Defusion und Selbst als Kontext – entnommen werden können. Der Handlungsplan wird dabei in der Gruppe Schritt für Schritt erarbeitet. Dabei schreibt die Gruppenleitung innerhalb der Sitzung das Schema des Handlungsplans an das Flipchart und stellt im Anschluss daran das Arbeitsblatt 12.1 vor, um alle Teilnehmenden darauf vorzubereiten, einen individuellen Handlungsplan erstellen zu können. Abbildung 12.1 zeigt ein Beispiel eines individuellen Handlungsplans.

Wert:	Mich frei fühlen
Ziel:	Regelmäßig das Haus verlassen
Kleinster Schritt:	Fünf Minuten spazieren gehen
Großer Schritt:	Eine Reise nach Spanien machen
Mögliche Schritte dazwischen:	Mir für jeden Tag eine Aktivität planen
Barriere:	Antriebslosigkeit
Strategie:	Meine Antriebslosigkeit annehmen und mitnehmen

Abbildung 12.1 Beispiel eines Handlungsplans

Bei der Erarbeitung in der Gruppe wird ein Freiwilliger ausgesucht, der am Flipchart an seinem Beispiel die verschiedenen Schritte, beginnend von seinem Wert aus, ableitet. Ziel ist zunächst, einen individuellen Wert zu benennen, dafür ein Ziel und eine passende realistische Handlung abzuleiten sowie mögliche Barrieren zu identifizieren und sich bereits mit möglichen Umgangsmöglichkeiten auseinanderzusetzen. Die Teilnehmenden erhalten so die Möglichkeit, alle Schritte zwischen Wert und Umgang mit Barrieren einmal zu Ende zu denken und zu differenzieren.

Der folgende Dialog stellt eine Beispielszene der Erarbeitung dar.

Dialog

GL: Heute würde ich gerne mit Ihnen daran arbeiten, wie wir das, was uns wichtig ist, auch umsetzen. Dafür würde ich gerne mit Ihnen an einem Beispiel erarbeiten, wie wir dabei vorgehen. Kann mir jemand von Ihnen einen Wert nennen, bei welchem Sie aktuell Schwierigkeiten oder Herausforderungen bei der Umsetzung bemerken?

TN 1: Ich wollte an der Beziehung mit meinem Freund arbeiten, aber, wie immer, hat niemand Zeit für mich.

GL: Erinnern Sie sich noch einmal daran, dass Werte keine Erwartungen an andere sind. Es geht immer darum, was Sie selbst tun möchten. Eine Hilfe kann sein, wenn Sie Ihre Werte in Ich-Botschaften formulieren.

TN 1: OK. Ich versuche es mal anders. Ich würde gerne mehr Zeit mit meinem Freund verbringen.

GL: OK. So schreib ich es auf. Was wäre ein konkretes erreichbares Ziel bezogen auf diesen Wert?

TN 1: Ich würde gerne etwas mit ihm unternehmen.

GL: Was wäre das? Gibt es eine konkrete Aktivität, die Sie mit ihm teilen wollen?

TN 1: Ich würde gerne mit ihm essen gehen, in ein Restaurant, das haben wir früher öfter gemacht.

GL: OK. So schreibe ich es auf: Mit meinem Freund etwas unternehmen: in ein Restaurant zum Essen gehen. Was hält Sie davon ab?

TN 1: Ich kann nicht mehr in Restaurants gehen. Die vielen Leute. Meine Angst, ich könnte die Toilette nicht erreichen, alle schauen mich an, einfach alles.

GL: OK. Jede Menge Barrieren. Ich schreibe einmal einige auf: das Gefühl Angst, die Gedanken, ich könnte die Toilette nicht erreichen und alle schauen mich an. Haben Sie schon Ideen, wie Sie damit umgehen wollen?

TN 1: Nicht so richtig.

GL: Gut. Dann überlegen wir doch als Gruppe, welche Möglichkeiten Sie bisher in unseren Sitzungen kennengelernt haben.

Die Busfahrer-Übung

Die Busfahrer-Übung (angelehnt an Wengenroth, 2012, S. 224) wurde von Westrup und Wright (2017) entwickelt. Die Übung ist ein erlebnisorientiertes Rollenspiel, an dem die ganze Gruppe teilnehmen kann. Dabei stellt eine Person den Busfahrer dar und steht dabei im Fokus der Übung. Die Herausforderung besteht darin, in Richtung eines individuellen Wertes zu fahren und dabei die Barrieren, gespielt von den anderen

Gruppenmitgliedern, mitzunehmen. Der Busfahrer weist jedem Fahrgast, d.h. jedem anderen Teilnehmenden, eine Barriere zu. Beispielsweise spielt eine Person die Angst des Busfahrers, eine andere einen Angstgedanken, die nächste das Herzrasen, wiederum eine andere spielt den Impuls zu fliehen. Der Busfahrer sitzt dabei auf einem Stuhl, hält ein imaginäres Lenkrad und schaut in die Ferne oder auf ein bestimmtes Objekt und stellt sich dabei einen Wert vor, welchem er entgegenfahren möchte, bspw. einer sinnstiftenden Tätigkeit nachzugehen. Hinter ihm stehen so viele Stühle, wie die Anzahl der weiteren Gruppenmitglieder. Der Busfahrer benennt nun eine innere Barriere und lädt das Gruppenmitglied mit dieser Rolle ein, sich auf einen der Plätze hinter sich zu setzen und mitzufahren. Diesen Vorgang wiederholt der Busfahrer so lange, bis alle Fahrgäste ihren Platz haben und der imaginäre Bus voll ist. Die Gruppenleitung steuert den ganzen Prozess mit Instruktionen und fungiert gleichzeitig als Assistentin, welche neben dem Busfahrer sitzt und ihn dabei unterstützt, die einzelnen Schritte zu vollziehen. Wenn alle Teilnehmenden im Bus sitzen, wird der Busfahrer instruiert, in Richtung seines Wertes zu fahren, die Fahrgäste spielen dabei ihre zugeteilte Barriere. Beispielsweise rufen sie laut ANGST, ANGST, ANGST, sie gehen nach vorne zum Busfahrer, sie klopfen ihm auf die Schulter, flüstern ihm ins Ohr und vieles mehr. Der Busfahrer wird währenddessen von der Gruppenleitung dabei unterstützt, das Steuer in der Hand zu behalten, sich trotz der Barrieren nicht ablenken zu lassen und nicht aufzugeben. Bei riskanten Verhaltensweisen des Busfahrers (z.B. Steuer aus der Hand geben, sich umschauen, aufhören zu fahren) wird gestoppt und es werden die Konsequenzen sowie Möglichkeiten der Fortführung besprochen. Anschließend werden die Erfahrungen des Busfahrers und die Beobachtungen der Fahrgäste ausgetauscht. Der nachfolgende Dialog stellt die wichtigsten Instruktionen an einem Beispiel nochmals dar. Der Name »Lebensbus« ist an Eifert (2011, S.83) angelehnt. Eine szenische Umsetzung der Übung findet sich in Beltz Video-Learning »Verhaltenstherapie in der Praxis« von Brakemeier und Jacobi (2017), DVD 2, ACT-Gruppentherapie, Gruppenübung zur Bus-Metapher.

Die Busfahrer-Übung

GL: Heute würde ich gerne mit Ihnen trainieren, wie wir uns trotz unserer Barrieren in Richtung eines Wertes bewegen. Wer wäre heute bereit, eine Übung dazu durchzuführen?

TN 1: OK. Ich kann es ja mal versuchen.

GL: Sie wundern sich bestimmt, was ich hier heute aufgebaut habe? Das stellt einen Bus dar und Sie sind unser Busfahrer. Ich würde Sie nun bitten, sich auf diesen Stuhl hier vorne zu setzen und damit in Ihren Lebensbus einzusteigen. Sie sind der Busfahrer und ich setze mich mal neben Sie als Ihre Assistentin. Sie dürfen als nächstes entscheiden, in welche Richtung Sie fahren wollen, also welchem Wert entgegen. Was ist Ihnen denn wichtig in Ihrem Leben, in welche Richtung soll Ihr Bus fahren?

TN 1: Naja, ich würde gerne wieder arbeiten gehen. Das war mir früher wichtig. Und tanzen, das geht aber nicht.

GL: Ah. Sie benennen bereits eine Schwierigkeit, diesem Wert zu folgen. Welche innere Barriere hindert Sie aktuell, auf der Arbeit anzukommen?

TN 1: Das sind vor allem meine Schmerzen.

GL: Wo im Körper spüren Sie diese?

TN 1: Fast überall, ich habe Kopfschmerzen, Rückenschmerzen und auch in den Beinen.

GL: Was hält Sie noch vom Tanzen und Arbeiten ab?

TN 1: Die innere Unruhe und Anspannung.

GL: Und gibt es noch Gefühle oder Gedanken, die sich Ihnen in den Weg stellen?

TN 1: Ja. Häufig habe ich auch Angst. Dann denke ich danach, du bist doch eh nichts wert. Schaffst es doch zu gar nichts mehr.

GL: OK. Jetzt haben wir einige Ihrer Hindernisse gesammelt. Gleichzeitig ist Ihr Bus noch total leer. Wären Sie bereit, diese Gäste hier einsteigen zu lassen, die Ihre jeweiligen Barrieren darstellen?

TN 1: OK. Ich versuche es mal.

GL: Sehr gut. Dann bitten Sie jetzt jeweils einen Teilnehmenden aus unserer Gruppe in den Bus und benennen, welche Barriere er/sie spielen soll und wo er/sie sich hinsetzt in Ihrem Bus.

TN 1: Ja, dann würde ich dich bitten *[zeigt auf Teilnehmer 2]*, dass du die Angst bist.

Der Busfahrer bittet nach und nach alle Teilnehmer in den Bus, indem er jeweils die Barriere, die die Person spielen soll, benennt, den Teilnehmer aufruft und ihn bittet, sich auf einen bestimmten Platz zu setzen. Die Gruppenleitung kann dabei unterstützen, wie sich die Angst bemerkbar machen soll, z.B. in Form eines Gedankens »Ich hab' solche Angst« oder eines Ausrufs »ANGST-ANGST-ANGST«. Wenn alle Barrieren oder alle Teilnehmenden vergeben sind, dann setzt sich die Gruppenleitung zu dem Busfahrer und instruiert ihn nochmals, wie er/sie am besten fahren kann.

GL: Gut, dann sind ja jetzt alle drin und es kann losgehen. Bitte nehmen Sie jetzt dieses Lenkrad fest in Ihre beiden Hände und stellen Sie sich vor, Sie fahren in Richtung Ihrer Werte. Diese befinden sich geradeaus in Ihrer Blickrichtung, stellen Sie sie sich wirklich vor. Bitte reagieren Sie während dem Fahren nicht auf Ihre Gäste, sondern konzentrieren sich nur auf das Fahren in Richtung Ihrer beiden Werte.
[Zu den anderen Teilnehmenden] Und Sie beginnen auch, sprechen Sie, kommen Sie nach vorne, seien Sie vollkommen in Ihrer Rolle als Barriere und Fahrgast.

Die Gruppenleitung beobachtet den Busfahrer und stoppt, wenn er das Lenkrad loslässt, die Augen zumacht oder den Blick weg von der imaginären Straße lenkt.

GL: Jetzt haben Sie das Lenkrad losgelassen, während Ihr Bus weiterfährt. Was passiert denn dann?

TN 1: *[Weint]* Ich habe es nicht mehr ausgehalten. Diese ganzen Stimmen, ich konnte mich nicht mehr konzentrieren und es tut so weh.

GL: Das glaube ich Ihnen. Was passiert denn, wenn Sie das Lenkrad loslassen?

TN 1: Wahrscheinlich landen wir alle im Graben oder haben einen Unfall.

GL: Genau. Was passiert dann mit Ihnen und Ihren Werten?

TN 1: Gar nichts. Ich komme natürlich nicht an, es geht aber einfach nicht.

GL: Wären Sie bereit, nochmals loszufahren und die Barrieren weiter mitzunehmen?

TN 1: Nein. Die sollen weg, aussteigen.

GL: Wir können ja die Gäste mal fragen, ob sie freiwillig alle aussteigen wollen. *[Zu den Teilnehmenden]* Sie sind auf Ihrem Weg. Wollen Sie freiwillig aussteigen?

Versch. Teiln.: Nein, ich muss zur Arbeit. … Ich steig hier auch nicht aus, ich habe bezahlt. … Fahren Sie weiter!

GL: Ich glaube, die lassen sich nicht rausschmeißen. Was wollen Sie tun? Wollen Sie weiterfahren?

TN 1: OK. Das ist aber so anstrengend, ich weiß nicht, ob ich das schaffe.

GL: Sehr gut. Dann setzen jetzt bitte alle wieder ein.

Nach etwa zwei Minuten beendet die Gruppenleitung die Übung.

GL: Geschafft. Dann halten wir einmal an. Sie haben es geschafft und durchgehalten und sind in die Richtung Ihrer Werte gefahren. Was haben Sie für eine Erfahrung gemacht?

TN 1: Das war so anstrengend. Am Schluss ging es jetzt etwas besser, aber ich bin fix und alle. Ich wollte am Anfang echt nur raus.

GL: Ja, das war ziemlich anstrengend für Sie und gleichzeitig total mutig. Was haben Sie am Ende gemacht?

TN 1: Ich habe mich voll auf meinen Wert konzentriert, habe mir den da hinten vorgestellt und hatte ihn dann vor Augen, es war dann etwas leiser im Hintergrund, aber immer noch total anstrengend.

In der Auswertung werden zunächst die Erfahrungen des Busfahrers exploriert. Anschließend erfolgt der Austausch der Teilnehmenden, bezogen darauf, was ihnen aufgefallen ist und wozu die Übung dienen könnte. Dabei wird nochmals auf das Rational von engagiertem Handeln eingegangen sowie dem regelmäßigen Training, einem Wert entgegen zu gehen und dabei dies nicht ohne die Mitnahme von Barrieren tun zu können.

!

Es darf nicht unterschätzt werden, dass diese Übung auch für die »Fahrgäste« eine Herausforderung sein kann. Häufig melden die Teilnehmenden zurück, dass sie es »gemein« fanden, solche »Sachen« zu dem Fokus-Teilnehmenden, dem Busfahrer, zu sagen und dies eigentlich gar nicht wollten und dadurch gehemmt waren. Den Teilnehmenden kann dann verdeutlicht werden, dass deren Erfahrung zeigt, wie »gemein« deren Verstand oft zu ihnen ist. Außerdem können die Teilnehmenden dahingehend verstärkt werden, dass sie trotz der eigenen Barriere »ich könnte hier jemanden verletzen« trotzdem gehandelt haben und damit dem Fokus-Teilnehmenden geholfen haben. Dies kann durch die Rückmeldung des Busfahrers noch verdeutlicht werden.

Laufen mit Barrieren

Bei der Übung »Laufen mit Barrieren« geht es um den erfahrungsorientierten symbolischen Akt des Laufens als Sinnbild für Handeln und die Mitnahme von einem Gegenstand, der eine Barriere darstellen soll und damit das »Engagierte« und »Herausfordernde« erfahrbar macht. Dabei soll jeder Teilnehmende ein Symbol mitbringen, welches für das Hindernis steht. Wenn kein Symbol mitgebracht wird, wird ein schwerer Gegenstand, z.B. ein Stuhl aus dem Therapieraum, genutzt. Die Teilnehmenden sollen zudem einen Wert und ein Ziel definieren. Anschließend erfolgt die Vorstellung im Raum, mit einer Richtung als Wert und einer konkreten Markierung als Ziel. Im Anschluss laufen die Personen jeweils an ihr Ziel und tragen dabei die Barriere. Die Übung erfolgt in zwei Durchgängen.

Übung

Laufen mit Barrieren

Welche Symbole für Barrieren haben Sie mitgebracht, die Sie daran hindern, Ihren Werten näher zu kommen? Wenn Sie kein Symbol mitgebracht haben, dann suchen Sie sich einen schweren oder umständlichen Gegenstand, wie einen Stuhl, und kleben Sie auf diesen einen Zettel mit Beschriftung auf. Auf dem Zettel können ein Gefühl, eine Körperempfindung oder ein konkreter Gedanke stehen. PAUSE.
Nehmen Sie jetzt Ihre Barriere und laufen Sie im Raum herum. PAUSE. Beobachten Sie sich selbst dabei: Was fällt Ihnen schwer? PAUSE. Welche Gedanken und welche Gefühle können Sie beobachten? PAUSE. Bemerken Sie etwas körperlich? PAUSE. Nehmen Sie wahr, ob es für Sie schwer ist, ob neue Barrieren dazukommen und dass Sie laufen. PAUSE. Gibt es den Impuls aufzugeben? PAUSE. Wie hoch ist Ihre Bereitschaft, nach einiger Zeit noch zu laufen?
PAUSE.
Stellen Sie sich nochmal alle in die Mitte des Raumes. Stellen Sie sich nun einen Wert vor, auf den Sie zugehen möchten. PAUSE. Dieser Wert stellt die Richtung dar. Schauen Sie bitte in diese Richtung und stellen sich den Wert vor. PAUSE. Welches konkrete Ziel möchten Sie erreichen? PAUSE. Stellen Sie sich in Richtung Ihres Wertes in diesem Raum eine Markierung vor, an welcher die Ziellinie ist. Was genau steht dort? PAUSE. Bevor Sie loslaufen, heben Sie Ihre Barrieren vor Ihr Gesicht: Wie gut können Sie jetzt Ihre Werte sehen? PAUSE. Versuchen Sie nun trotz der Barriere Ihr Ziel zu fokussieren und dort ganz langsam, wie in

Zeitlupe, hinzulaufen. PAUSE. Beim Laufen können Sie variieren, wie Sie mit der Barriere laufen. Macht es einen Unterschied, wie Sie Ihre Barriere tragen? PAUSE. Wie möchten Sie die Barriere halten? PAUSE. Beobachten Sie, wie es sich anfühlt, mit Ihrer Barriere auf den Wert zuzugehen. Welche Gedanken, Gefühle und Körperempfindungen können Sie dabei achtsam wahrnehmen? PAUSE. Nehmen Sie Ihre Barriere bewusst mit. Beobachten Sie auch, ob Sie eine Beziehung zu Ihrer Barriere aufbauen können.

Anschließend erfolgt die Auswertung der Übung, bei welcher einerseits auf die spezifischen Barrieren und Werte eingegangen wird, andererseits auf das Laufen mit der Barriere. Dabei wird der Unterschied zwischen den beiden Durchgängen exploriert und darauf eingegangen, dass in beiden Durchgängen die Barriere vorhanden war, es jedoch einen Unterschied gemacht hat, wie mit der Barriere umgegangen wird. Zudem wird hervorgehoben, dass eine Bewegung in Richtung des Wertes und des Ziels erfolgt ist, was einen Unterschied zu kompletter Vermeidung und Passivität sowie Ziellosigkeit darstellt. Des Weiteren wird Aufmerksamkeitsfokussierung vertieft, indem herausgearbeitet wird, dass die Barriere stets da war, es jedoch einen Unterschied macht, ob diese die ganze Zeit fokussiert wurde oder nicht.

12.3 Therapeutische Hausaufgaben

Ableitung von Handlungsschritten

Zur Ableitung von Handlungsschritten wird das bereits in der Sitzung vorgestellte Arbeitsblatt 12.1 als Hausaufgabe mitgegeben. Die Auswertung dieser Hausaufgabe kann bei vielen individuellen unterschiedlichen Beispielen der Teilnehmenden sowie bei Schwierigkeiten eine ganze Sitzung in Anspruch nehmen. Die Gruppenleitung sollte die Teilnehmenden bei der Auswertung der Hausaufgabe insbesondere beim »Umgang mit der Barriere« unterstützen. Dies kann eine gute Gelegenheit sein, sich flexibel im Hexaflex zu bewegen (vgl. Abschn. 2.2), da auf die verschiedenen Strategien aus den Modulen 1 bis 4 (Kap. 7 bis 10) zurückgegriffen werden kann.

Barrieren mitnehmen

Bei der Hausaufgabe »Barrieren mitnehmen« geht es um die Ausführung einer konkreten Handlung trotz einer Barriere. Aus den bisherigen Übungen entstehen einige Möglichkeiten der Vorstellung, Planung und Konkretisierung zur Umsetzung der Werte. Des Weiteren werden die auftauchenden Barrieren, weshalb die Handlungen häufig nicht umgesetzt werden, bewusster. In dieser Hausaufgabe geht es also darum, eine konkrete Handlung umzusetzen, die zuvor festgelegt wurde, und die dazugehörigen Barrieren, bspw. den Schmerz, einen schwierigen Gedanken oder Angstgefühle, dabei mitzunehmen, ähnlich wie bei der »Busfahrer-Übung« oder beim »Laufen mit Barrieren«. Zur Steigerung der Verbindlichkeit empfehlen wir stets die Verschriftlichung der geplanten Handlung, bspw. angelehnt an das Pfeilschema »Ableitung von Handlungsschritten« oder auf die Vorderseite einer Karteikarte. Um die Durchführungswahrscheinlichkeit zu steigern, ist die Vorwegnahme der Barriere sowie einen möglichen Umgang damit essenziell. Dies kann ebenfalls bereits durch die vorherige Hausaufgabe oder die Übungen expliziert worden sein oder sollte auf die Rückseite der Karteikarte geschrieben werden. Die Aufgabe besteht dann darin, die Karte in der Hosentasche zu tragen und die Handlung durchzuführen und dabei die Barriere mitzunehmen, symbolisiert durch die Mitnahme der Karte. Zum Beispiel könnte in den Sitzungen klar geworden sein, dass eine Person wieder tanzen gehen möchte, aber es diverse Barrieren gibt, weshalb sie dies nicht mehr tut, vor allem aus Angst vor anschließenden Schmerzen. Dann wäre die Aufgabe, eine Möglichkeit des Tanzens zu organisieren, z.B. einen Tanzabend mit dem Partner, sich zuvor auf seine Karte Tanzen und Angst sowie Schmerzen zu schreiben sowie diese Karte beim Tanzen bei sich zu tragen und damit die Angst und die Schmerzen beim Tanzen dabei zu haben.

12.4 Mögliche Schwierigkeiten und Lösungsvorschläge

Ich kann nicht

Viele Teilnehmenden äußern Begründungen, warum sie nicht nach ihren Werten leben, warum die Hausaufgaben nicht gemacht wurden oder warum sie nicht an der Übung teilnehmen können. Häufig beginnt die Begründung mit den Wörtern »Ich kann nicht, weil …«. Zunächst ist dies verständlich und sollte auch so den Teilnehmenden kommuniziert werden, bspw. »Unser Verstand sucht Gründe, um zu rechtfertigen, warum wir etwas nicht tun.« Einerseits kann die vorhandene Verschmelzung mit unserem Selbstbild erarbeitet werden (vgl. Kap. 8). Andererseits kann bei häufigem Nennen dieses Gedankens oder bei einer Vielzahl der Personen, die während der Sitzung mit »Ich kann nicht …« argumentieren, eine Metapher vorgestellt werden in Anlehnung an Wengenroth (2012): Die Gruppenleitung zeichnet ein Strichmännchen auf das Flipchart und schreibt mit etwas Abstand einen Wert daneben. Dann zeichnet Sie eine Mauer um das Strichmännchen. Sie zeigt auf die Mauer und fragt schließlich: »Was ist das hier?«. Nach einigem Herumraten werden Beschreibungen von mauerähnlichen Wörtern kommen. Die Gruppenleitung schreibt an die Mauer: Die »Ich-kann-nicht-Mauer«. Anschließend erfolgt eine kurze Psychoedukation zu unserem Verstand, der durch Begründungen eine »Ich-kann-nicht-Mauer« aufbaut, vor der wir stehen. Danach fragt die Gruppenleitung in die Runde: »Was machen wir jetzt?« Nach einem kurzen Austausch beginnt die Gruppenleitung einen Durchgang in die Mauer zu zeichnen und fragt, wer diesen Durchgang bauen kann. Schließlich fasst die Gruppenleitung nochmals zusammen, dass unser Verstand die Mauer baut, dass wir jedoch in der Lage sind, die »Tür der Bereitschaft« zu finden. Die Fragen und Reaktionen der Gruppenleitung können bei Zeitmangel natürlich auch kürzer gefasst werden.

Resignation
Bei häufigen Handlungsversuchen, chronischer Vermeidung und suizidalen Patienten besteht häufig eine Form von Resignation und Leere gegenüber Handeln. Hier kann zunächst erarbeitet werden, dass dies auch Gedanken, Gefühle und eine Art der Handlungsstrategie darstellen. Gleichzeitig lässt sich aber mit dem Großteil der Teilnehmenden einerseits noch ein Funke von Werteorientierung oder Wunsch nach diesem herausarbeiten. Dabei kann ein Ansatz sein, herauszufinden, welcher Wert in der Vergangenheit wichtig war oder welcher aktuell trotz der Angabe, keine Rolle zu spielen, den Eindruck erweckt, doch eine Rolle im Leben des Teilnehmenden zu spielen. Dabei wird oft deutlich, dass die Haltung eine Schutzfunktion gegenüber Enttäuschung darstellt und eine starke Vermeidung aus Angst gegenüber schmerzlichen Gefühlen und Körperempfindungen besteht. Daher sollte kein Druck aufgebaut werden, sondern ganz kleinschrittig zunächst an der Verbindung mit einem Wert gearbeitet werden, um damit die Motivation zu erhöhen, anders mit den dann auftretenden Gefühlen und Empfindungen, bspw. mit Akzeptanz (vgl. Kap. 10), zu arbeiten.

12.5 Benötigte Materialien / Arbeitsblätter

- AB 12.1 Handlungsplan
- AB 12.2 Barrieren mitnehmen

AB 12.1 Handlungsplan

Nutzen Sie die untenstehende Tabelle, um ausgehend von einem Ihrer Werte ein Ziel und mögliche kleine und große Handlungsschritte abzuleiten. Überlegen Sie im Anschluss daran, welche Barrieren sich Ihnen dabei aktuell in den Weg stellen und wie Sie mit diesen Barrieren umgehen möchten.

Wert: Das ist mir wichtig, in diese Richtung soll es gehen.	
Ziel: Da möchte ich konkret hin.	
Kleinster Schritt: Das kann ich in den nächsten 24 Stunden dafür tun.	
Großer Schritt: Das kann ich in den nächsten Monaten dafür tun.	
Mögliche Schritte dazwischen: Das kann ich alles dazwischen tun.	
Barriere: Das macht es mir schwer, meine Handlung umzusetzen.	
Strategie: So möchte ich mit der Barriere umgehen.	

AB 12.2 Barrieren mitnehmen

Gedanken, Gefühle, Körperempfindungen und Impulse stellen sich uns manchmal wie eine Mauer in den Weg hin zu unseren Werten. Notieren Sie alle Barrieren, die sich Ihnen in den Weg stellen und überlegen Sie, für welche Barriere Sie die Bereitschaft aufbringen wollen, sie mitzunehmen. Verwenden Sie bei Bedarf ein eigenes Blatt dafür.

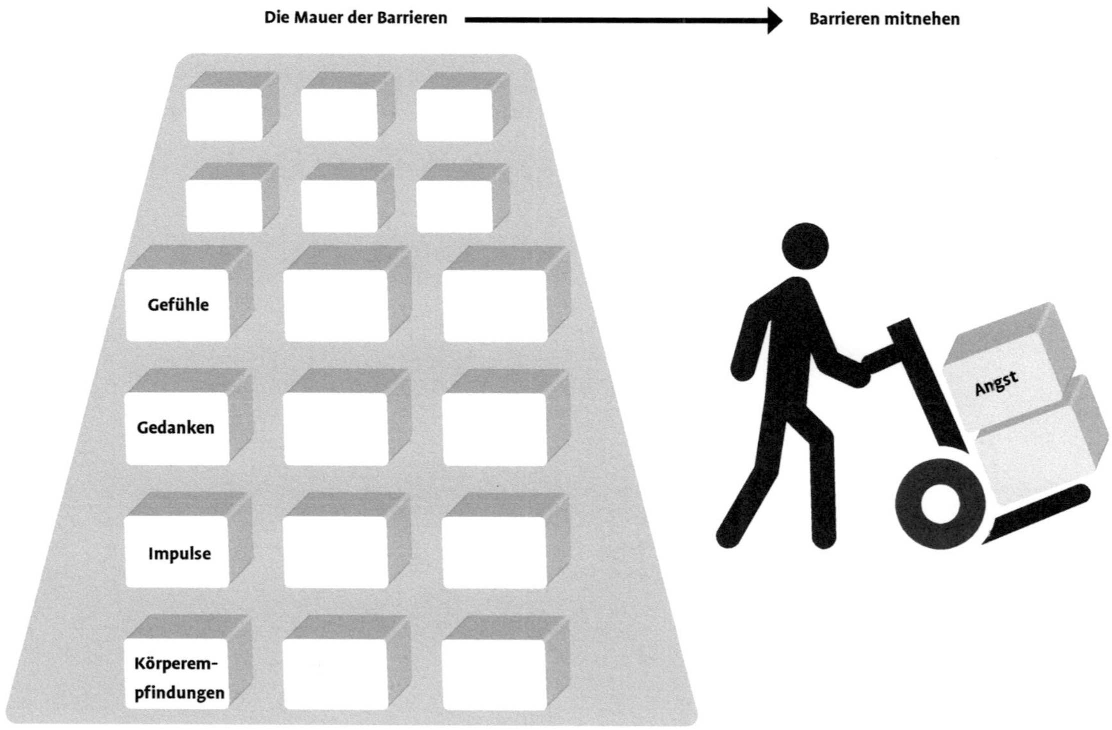

Anhang

Literatur

Hinweise zum Online-Material

Sachwortverzeichnis

Literatur

A-Tjak. J.G., Davis, M.L., Morina, N., Powers, M.B., Smits, J.A. & Emmelkamp, P.M. (2015). A meta-analysis of the efficacy of acceptance and commitment therapy for clinically relevant mental and physical health problems. Psychotherapy and Psychosomatics, 84(1): 30–36.

Brakemeier, E.-L. & Jakobi, F. (2017). Verhaltenstherapie in der Praxis: Beltz Video-Learning, 3 DVDs mit 625 Minuten Laufzeit. DVD 2: Die dritte Welle der Verhaltenstherapie. Weinheim: Beltz.

Burian, R. (2015). Der Stahlhelm des Sozialisten: ACT im Konsiliardienst bei Patienten mit körperlichen Erkrankungen. In M. Waadt, J. Martz & A. Gloster (Hrsg.), Arbeiten mit der Akzeptanz- und Commitment-Therapie (ACT), S. 241–274. Bern: Hogrefe.

Ciarrochi, J. V. & Bailey, A. (2010). Akzeptanz- und Commitmenttherapie in der KVT. Weinheim: Beltz.

Eifert, G.H. (2011). Akzeptanz- und Commitment-Therapie (ACT). Reihe: Fortschritte der Psychotherapie. Bd. 45. Göttingen: Hogrefe.

Eifert, G.H. & Forsyth, J.P. (2008). Akzeptanz- und Commitment-Therapie für Angststörungen. Ein praktischer Leitfaden zur Anwendung von Achtsamkeit, Akzeptanz und wertgeleiteten Verhaltensänderungsstrategien. Tübingen: DGVT.

Eifert, G.H. & Gloster, A.T. (2016). ACT bei Angststörungen. Ein praktisch bewährtes Therapiemanual. Reihe: Therapeutische Praxis. Bd. 84. Göttingen: Hogrefe.

Fischer-Klepsch, M., Münchau, N. & Hand, I. (2018). Misserfolge in der Verhaltenstherapie. In J. Margraf & S. Schneider (Hrsg.), Lehrbuch der Verhaltenstherapie (S. 197–212). Heidelberg: Springer.

Fletcher, L. & Hayes, S. C. (2005). Relational frame theory, acceptance and commitment therapy, and a functional analytic definition of mindfulness. Journal of rational-emotive and cognitive-behavior therapy, 23(4), 315–336.

Gilbert, P. (2013). Compassion Focused Therapy. Reihe Therapeutische Skills kompakt (Bd. 3). Paderborn: Junfermann.

Harris, R. (2016). Akzeptanz- und Committmenttherapie. 56 Bildkarten zum Erarbeiten von Werten und Zielen. Weinheim: Beltz.

Hayes, S. C. (2004). Acceptance and commitment therapy, relational frame theory, and the third wave of behavioral and cognitive therapies. Behavior therapy, 35(4), 639–665.

Hayes, S. C., Luoma, J. B., Bond, F. W., Masuda, A. & Lillis, J. (2006). Acceptance and commitment therapy: Model, processes and outcomes. Behaviour research and therapy, 44(1), 1–25.

Hayes, S.C. & Smith, S. (2007). In Abstand zur inneren Wortmaschine. Ein Selbsthilfe- und Therapiebegleitbuch auf der Grundlage der Akzeptanz- und Commitment-Therapie (ACT). Tübingen: DGVT.

Hayes, S. C., Strosahl, K. D. & Wilson, K. G. (2012). Acceptance and commitment therapy: The process and practice of mindful change. New York: Guilford Press.

Hayes, S. C. (2015). Workshop »ACT II: Skill-Building in Acceptance and Commitment Therapy«. ACBS World Conference, Berlin.

Hayes S. C., Strohsahl, K. D. & Wilson, K. G. (2014). Akzeptanz- & Commitment-Therapie. Achtsamkeitsbasierte Veränderungen in Theorie und Praxis. Paderborn: Junfermann.

Harris, R. (2011). ACT leicht gemacht. Ein grundlegender Leitfaden für die Praxis der Akzeptanz- und Commitment-Therapie (2. Aufl.). Freiburg: Arbor.

Heidenreich, T. & Michalak, J. (2013). Die »dritte Welle« der Verhaltenstherapie. Grundlagen und Praxis. Weinheim: Beltz.

Heidenreich, T., Michalak, J. & Eifert, G. (2007). Balance von Veränderung und achtsamer Akzeptanz: Die dritte Welle der Verhaltenstherapie. PPmP-Psychotherapie· Psychosomatik Medizinische Psychologie, 57(12), 475–486.

Hofmann, S. G. & Asmundson, G. J. (2008). Acceptance and mindfulness-based therapy: new

wave or old hat?. Clinical psychology review, 28(1), 1–16.
https://thrivingadolescent.com/adolescent-resources/other-downloads/ [14.03.19]
Huppertz, M. (2011). Achtsamkeitsübungen. Experimente mit einem anderen Lebensgefühl. 85 Anleitungen für die Praxis. Paderborn: Junfermann.
Kabat-Zinn, J. (1994). Wherever you go there you are: Mindfulness meditations in everyday life. New York: Hyperion.
Margraf, J. (2018). Hintergründe und Entwicklung. In J. Margraf & S. Schneider (Hrsg.), Lehrbuch der Verhaltenstherapie (S. 4–35) Heidelberg: Springer.
Neff, K. (2014). Selbstmitgefühl. Schritt für Schritt. Freiburg: Arbor.
Pleger, M., Treppner, K., Fydrich, T., Schade, C., Diefenbacher, A., Burian, R. & Dambacher, C. (2014). Akzeptanz- und Commitment-Therapie bei psychischen Störungen. InFo Neurologie & Psychiatrie, 16(5), 42–50.
Pleger, M., Schade, C., Diefenbacher, A. & Burian, R. (2015). Akzeptanz- und Commitment-Therapie (ACT). Zeitschrift für Klinische Psychologie und Psychotherapie, 43, 241–250. https://doi.org/10.1026/1616-3443/a000282
Pleger, M., Treppner, K., Diefenbacher, A., Schade, C., Dambacher, C. & Fydrich, T. (2018). Effectiveness of Acceptance and Commitment Therapy compared to CBT+: Preliminary results. The European Journal of Psychiatry, 32(4), 166–173.
Priebe, K. & Dyer, A. (2014). Metaphern, Geschichten und Symbole in der Traumatherapie. Göttingen: Hogrefe.
Samaan, M., Sauer, E., Müller, M., Fydrich, T., Diefenbacher, A., Burian, R., Schade, C. & Weck, F. (2020). Entwicklung und Validierung von Skalen zur Erfassung der Adhärenz von ACT und KVT Therapeuten im transdiagnostischen Gruppensetting. Manuscript submitted for publication.
Schilter, T., Burian, R. & Diefenbacher, A. (2016). Akzeptanz-und Commitment-Therapie bei chronischen Schmerzen. PiD-Psychotherapie im Dialog, 17(01), 68–71. https://doi.org/10.1055/s-0041-109268
Sonntag, R. F. (2005). Akzeptanz-und Commitment-Therapie Ein Beitrag zur dritten Welle der Verhaltenstherapie Acceptance And Commitment Therapy. A Contribution To The Third Wave Of Behavior Therapy. Psychotherapy, 10(2), 157–181.
Sonntag, R.F. (2014). Workshop »ACT für Fortgeschrittene«. ACT Tage Basel, Basel.
Strauß, B. (2011). Gruppenpsychotherapie in der stationären psychotherapeutischen Behandlung. Psychotherapeut, 56(4), 341–344.
Vowles, K. E., Witkiewitz, K., Sowden, G. & Ashworth, J. (2014). Acceptance and commitment therapy for chronic pain: evidence of mediation and clinically significant change following an abbreviated interdisciplinary program of rehabilitation. The Journal of Pain, 15(1), 101–113.
Weck, F., Bohn, C., Ginzburg, D. M. & Stangier, U. (2011b). Behandlungsintegrität: Implementierung, Messung, Evaluation und Zusammenhänge zum Therapieerfolg. Verhaltenstherapie, 21(2), 99–107. https://doi.org/10.1159/000328840
Wengenroth, M. (2012). Therapie-Tools Akzeptanz- und Commitmenttherapie (ACT) (1. Aufl.). Weinheim: Beltz.
Wengenroth, M. (2017). Therapie-Tools Akzeptanz- und Commitmenttherapie (2. Aufl.). Weinheim: Beltz.
Westrup, D. & Wright, M.J. (2017). Learning ACT for Group Treatment. An Acceptance and Commitment Therapy Skills Training Manual for Therapists. Oakland: New Harbinger.
Zettle, R. D., Rains, J. C. & Hayes, S. C. (2011). Processes of change in acceptance and commitment therapy and cognitive therapy for depression: A mediation reanalysis of Zettle and Rains. Behavior modification, 35(3), 265–283.

Hinweise zum Online-Material

Die Online-Materialien unterstützen Sie in der praktischen Arbeit. Sie stehen Ihnen auf psychotherapie.tools zur Verfügung. Den Einlöse-Code und eine Anleitung, wie Sie sich die Materialien herunterladen können, finden Sie ganz vorne im Buch. Nachfolgend finden Sie eine Übersicht über alle Materialien.

Übersicht Online-Material

Sachwortverzeichnis